R. SRIRAM

Das Geheimnis des Atmens

R. SRIRAM

Das Geheimnis des Atmens

Mit Yoga die eigene Kraftquelle entdecken

Prāṇāyāma – Grundlagen & Übungen

Mit Illustrationen von
Clemens Maurer

HERDER

FREIBURG · BASEL · WIEN

Die in diesem Buch vorgestellten Techniken und Informationen ersetzen nicht den Rat oder die Begleitung durch eine(n) erfahrene(n) Yogalehrer/in, Arzt/Ärztin oder Heilpraktiker/in. Eine Haftung für den Eintritt des Erfolges oder eine Haftung für Personen-, Sach- und Vermögensschäden, die sich aus dem Gebrauch oder Missbrauch der in diesem Buch dargestellten Methoden oder sonstigen Hinweise ergibt, ist für den Verlag, den Autor und/oder deren Beauftragte ausgeschlossen.

FSC www.fsc.org
MIX
Papier aus verantwortungsvollen Quellen
FSC® C014496

www.herder.de

Satz: Arnold & Domnick GbR, Leipzig
Herstellung: GGP Media GmbH, Pößneck

Printed in Germany

ISBN Print 978-3-451-60330-3
ISBN E-Book 978-3-451-83033-4

Unserer aller Begleiterin, Freundin und Meisterin, der Luft, gewidmet

Inhalt

TEIL II
DIE KUNST DER ATEMFÜHRUNG

TEIL III
DIE WELT DER ATEMÜBUNGEN

TEIL IV
DAS PHÄNOMEN ATEM

Vorwort

Liebe Leserin, lieber Leser,

wer über sich nachdenkt, sollte den Teil des Selbst kennen, der am verwundbarsten und gleichzeitig am ehesten heilbar ist – den eigenen Atem. Beschäftigen Sie sich ein wenig mit ihm, Sie werden Ihre Zeit definitiv nicht verschwendet haben. Womöglich werden Sie eines Tages, etwa bei akuten Beschwerden oder Sorgen, sehr froh sein, etwas über ihn gelernt und erfahren zu haben. Denn sich der Welt des Atems zu öffnen, ist eine Wohltat für den Körper und bietet Zugang zu tiefem Wissen über das Sein.

Die Atmung ist nicht einfach eine physische Körperfunktion, bei der die Luft im Körper ausgetauscht und gereinigt wird. Die Atmung ist auch eine Quelle unserer Vitalität und Lebendigkeit. Und sie gestaltet in so besonderem Maße unser körperliches und emotionales Befinden mit, dass sie von uns Beachtung und Verständnis verdient.

Würden wir ein Fieberthermometer betrachten und ohne es benutzt zu haben darüber urteilen, ob die Körpertemperatur normal ist oder nicht? Nein! Unser Atem ist wie ein Befindlichkeitsmesser. Und wir haben es in der Hand, ihn zu führen. Mehr noch als die Augen, die Ohren oder jeder andere Sinn kann uns die Atmung helfen, uns zu orten, unsere Verfassung einzuschätzen und über unsere nächsten, gesunden Schritte zu entscheiden. Freunden Sie sich mit Ihrem Atem an und entlocken Sie ihm seine Geheimnisse!

Mit den Händen können wir den eigenen Körper spüren, mit der Imagination sein Inneres visualisieren. Mit dem Atem aber *berühren* wir tatsächlich das Innere des Körpers. Es liegt am Wesen des Elements Luft, dass sie gespürt werden kann und in uns als Atem das Fühlen, einen der fünf Sinne, anspricht. Das Spürbare des Atems bilden wir uns nicht ein. Die Empfindung des Lufthauchs in unseren Atemwegen ist ein Stück weit reell möglich und kann kultiviert werden. Somit kann die Verlangsamung der Atmung zu einer Liebkosung durch die Luft werden. So können Atemübungen zu etwas Sinnlichem werden, zu etwas, das unsere Sinneserfahrung schärft und uns darin unterstützt, neue Räume des Körpers und der Seele zu entfalten.

Atemübungen sind aus geistigen Praktiken nicht mehr wegzudenken – besonders heute, da uns aufgeklärte Menschen keine einfachen religiösen Vorstellungen überzeugen. Alle Kulturen bieten verschiedene Wege der Meditation, um einen Zustand der Transzendenz zu erfahren. Bei Yoga spielen Atemübungen, Prāṇāyāma genannt, eine Schlüsselrolle. Mit ihnen durchstoßen wir die Grenzen des Geistes und vollenden seine Konzentrationsfähigkeit. Der ehrbare Atem, der göttliche Wind, steht wie ein Auslöser am Anfang und am Ende des Lebens!

Lassen Sie sich einführen in die Welt des Atems, des schlichtesten und persönlichsten Heilmittels, so wie es in den Traditionen des Yoga über mehrere Jahrtausende verstanden und verfeinert wurde. Die Reise kann Ihr Wissen über den Atem vertiefen, Sie inspirieren – und überraschen! Sie werden sich wundern, was Sie nebenbei alles über sich, das Leben und die Welt lernen. Denn der Atem ist ein Spiegel des Selbst.

Zu guter Letzt: In einer Zeit, in der bezüglich der persönlichen Gesundheit, der sozialen Sicherheit und des klimatischen Wandels viele offene Fragen bestehen, ist es für das Individuum und die Gemeinschaft besonders ratsam, sich dem Atem zuzuwenden. Egal aus welchem Grund – wenn für uns die Luft knapper oder schlechter wird, ist es weise, sich intensiv mit ihr beschäftigt zu haben, mit ihrer Eigenart, und damit, wie wir von ihr abhängen und wie wir mit ihr umgehen. Ich hoffe, mit meinem Plädoyer für den Atem auch in diesem Sinn ein breites Publikum anzusprechen und dabei auf das zentrale Thema des Yoga mehr Licht zu werfen.

R. Sriram
Odenwald im Sommer 2021

TEIL I

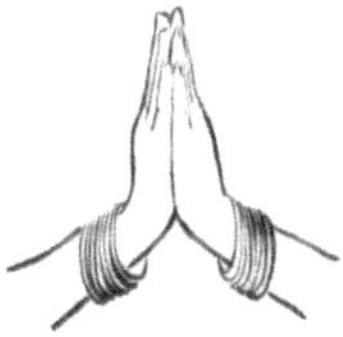

DIE GRUNDLAGEN DES ATMENS

Der erste Teil des Buches ist dem Zusammenhang zwischen Atem und Gesundheit gewidmet. Er beschreibt die Grundlagen, die uns helfen, den eigenen Atem kennenzulernen und den Umgang mit ihm zu verbessern. Dabei werden einfache Wege aufgezeigt, wie wir unser Befinden mithilfe der Atmung positiv beeinflussen können. Außerdem weist dieser erste Teil auf Fehler in unserem allgemeinen Atemverständnis hin und führt uns in die Übungen ein, die uns darin unterstützen können, natürlicher und bewusster zu atmen.

1
Der gesunde Atem

Noch ist es kein Allgemeinwissen, doch müsste es ein solches werden. Und jede und jeder sollte sich selbst regelmäßig daran erinnern: Die eigene Gesundheit hängt vom Atem ab. Lernen Sie in diesem ersten Kapitel das heilsame Potenzial des Atems kennen und machen Sie sich mit seinem natürlichen Rhythmus vertraut.

Atmen für die Gesundheit

Die Naturwissenschaft und die auf ihr basierenden Lehren haben in den vergangenen Jahrhunderten weltweit zur Bekämpfung von Krankheiten und zur Erhöhung der Lebenserwartung beigetragen. Diese Errungenschaften beruhen fast ausschließlich darauf, dass von außen kommende Probleme erfolgreich bekämpft wurden. Probleme jedoch, die nicht durch Armut, Entbehrung, mangelnde Hygiene oder Erreger entstehen, haben in diesem Zeitraum nicht wesentlich abgenommen. Wir modernen, gut versorgten Menschen sind nach wie vor gefährdet und genauso empfindlich gegenüber Krankheiten, wie es die Menschen vor ein paar Jahrhunderten waren. Unsere Widerstandskräfte haben nicht unbedingt Fortschritte gemacht, im Gegenteil: Wir wissen nicht, ob sie teilweise sogar schwächer geworden sind als früher. Wir leben zwar länger, aber die Anzahl und die Art unserer Erkrankungen erzeugen weiterhin viel Leid.

Die Heilung von Krankheiten hat viel mit dem Erkennen von körpereigenen Warnungen und Bedürfnissen zu tun. Gehen wir auf diese Signale ein, können wir unsere Gesundheit nachhaltig verbessern. Die Atmung spielt dabei eine Schlüsselrolle: Sie ist ein grundlegender Indikator für den eigenen Gesundheitszustand und bestimmt unser Wohlbefinden entscheidend mit. Deshalb ist es eine wichtige Aufgabe für uns Menschen, auf den Atem zu achten, ihn zu verstehen und zu lernen, ihn zu gestalten.

Unser Atem ist wie eine Art Seismograph für unser Befinden. Als ständiger Begleiter, Lehrer, Freund und weiser Ratgeber leistet er uns Beistand – und es gibt nichts, worauf wir uns mehr verlassen können. Er ist das A und O des Lebens. Ihn zu spüren, zu verstehen und mit ihm im Dialog zu bleiben, ist wahrscheinlich der sicherste Weg, Vertrauen in den eigenen Körper und in den eigenen Geist zu entwickeln. Die Beschäftigung mit dem Atem ist keine Arbeit, die mit Fleiß und Aufwand getan werden muss. Sie ist vor allem eine Bewusstwerdung, die mit der Zeit genauso selbstverständlich abläuft wie rennen, schwimmen oder handwerklich tätig sein. Sie bewirkt, dass wir uns allmählich, mit jedem richtigen Atemzug, wohler fühlen – so wie beim Trinken von Wasser, wenn wir Durst haben. Wenn wir beginnen, den aus der Balance geratenen Atem wie den Durst zu empfinden, und wenn die Feinabstimmung der eigenen Atmung zu einem Reflex wird, dann kann unsere körperliche und psychische Gesundheit grosse Stabilität erfahren.

Wenn es uns gut geht, ist der Atem normal. Und wenn es uns nicht gut geht, ist er nicht normal, er kann und wird nicht normal sein. Jede Störung, sei es ein Kopfschmerz oder ein Ärgernis, ein Körperschmerz, eine Schlafstörung oder Angst, wird sich im Atem widerspiegeln. Der Atem ist betroffen und beeinträchtigt von jeder Imbalance im System. Andersherum ist es genauso: Beeinflussen wir den Atem in einer unangemessenen Weise, wenn auch nur unbewusst, kann unser System aus dem Gleichgewicht geraten. Tun wir irgendetwas im Leben, was den Atem stört, dann können – je nachdem, wo der eigene körperliche oder emotionale Schwachpunkt ist – die Probleme an dieser empfindlichen Stelle deutlicher und stärker auftreten. Es ist nicht möglich, dass der Atem schlechter und die Gesundheit gleichzeitig besser wird. Auch ist es nicht möglich, dass die Gesundheit schlechter und der Atem trotzdem besser wird. Atem und Gesundheit steigen und fallen in ihrer Qualität gemeinsam.

Es ist deshalb wichtig, sich mit der eigenen Atmung auseinanderzusetzen, den Atem zu schulen oder in ihm geschult zu werden. Wird der Atem so in Gleichklang gebracht, werden wir widerstandsfähiger und können uns besser gegen Angriffe auf die Schwachpunkte unseres Systems wehren. Daher hat der Atem für die Gesundheit eine absolut essenzielle, unverzichtbare und primäre Bedeutung.

Die Wichtigkeit des Atems im Leben der Menschen ist keine neue Entdeckung. In der Traditionellen Indischen Medizin, die inzwischen als Ayurveda weltweit bekannt ist, spielt der Atem eine wesentliche Rolle in der Betrachtung und Heilung von Krankheiten. Denn der Atem beeinflusst den sogenannten *Wind* im Körper, eine Kraft, die sämtliche Körperfunktionen, die mit Bewegungen und Veränderungen zu tun haben, mitgestaltet. Diese Kraft ist laut dem Grundlehrbuch des Ayurveda eng verbunden mit dem Verdauungstrakt, dem Herz- und dem Kopfbereich des menschlichen Körpers.[1] Allein eine stabile, ruhige Atmung lässt zu, dass alle Körperfunktionen reibungslos ablaufen können.

Im Yoga ist der Atem für das Verständnis des menschlichen Systems und für dessen Heilung und Vervollkommnung von allergrößter Wichtigkeit. Der Atem ist das wesentliche Instrument, mit dem der Mensch mehr Selbstverantwortung für sein eigenes Leben übernehmen kann. Eine gute und tiefe Atmung schenkt laut Yoga Gesundheit und Kraft

1 Caraka Saṃhitā, 7.8

einerseits sowie Konzentrationsfähigkeit und Gelassenheit andererseits.

Es lässt sich eindeutig sagen, dass Techniken nur dann den Namen Yoga verdienen, wenn sie im Geist und unter Berücksichtigung des Atems konzipiert und ausgeführt sind. In jedem Quellenbuch des Yoga wimmelt es von Mahnungen und Anregungen zu diesem Thema. Den Atem zu ignorieren, wäre ein wesentlicher Fehler im Yogaverständnis.

Die Verbesserung der Atemfähigkeit ist auch das zentrale Anliegen der Körperübungen des Yoga. Eine Körperertüchtigung, die uns geschmeidig oder muskulös macht, aber nicht auch zu einer verbesserten Koordination zwischen Körper- und Atembewegung führt, ist im Sinne des Yoga nicht von Nutzen. Denn Yoga lehrt vor allem den richtigen Umgang mit dem Atem. Die Körperräume sollen durch die Übungen und Stellungen entkrampft werden, sodass die Luft frei und ungehindert fließen kann. Hierzu lernen wir als Erstes, die Glieder im Einklang mit der Atmung und nie gegenläufig zu ihr zu bewegen. So heben wir einatmend die Arme und senken sie ausatmend wieder – gleichmäßig und gezielt.

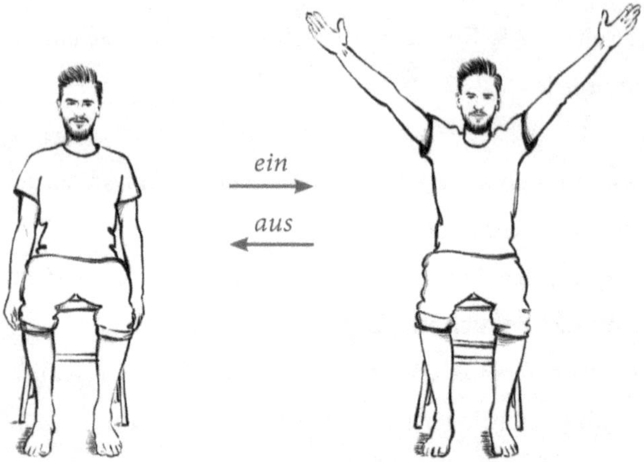

Heben Sie die Arme seitlich, während Sie einatmen, und senken Sie sie wieder, während sie langsam ausatmen. Schon das wird Ihnen helfen, ein Gespür für die Koordination von Körperbewegung und Atmung zu bekommen.

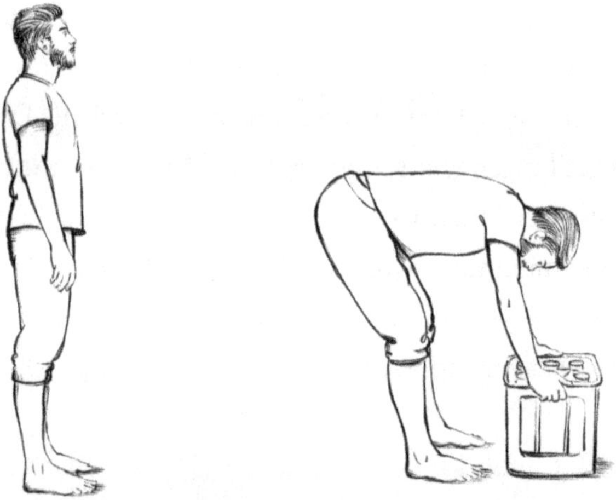

In gleicher Weise beugen Sie sich ausatmend nach vorne und richten Sie sich einatmend wieder auf. Bücken Sie sich nie, während Sie einatmen!

Folgen fehlerhafter Atemschulung

Das Leben begann, und wir atmeten – ohne es vorher durch Übung oder Erfahrung gelernt zu haben. Eine völlig unwillkürliche Tätigkeit war unser erster Atemzug jedoch nicht: Wir leisteten unseren kleinen Beitrag und atmeten dann weiter. Natürlich kann es sein, dass wir zu den Kindern gehörten, deren erste Atemzüge durch medizinische Maßnahmen angeregt wurden, weil sie nicht direkt von selbst atmeten. Vielleicht sind wir auch als Erwachsene auf Hilfe beim Atmen angewiesen oder haben uns aufgrund einer Erkrankung des Atemsystems schon mal bewusst mit unserer Atmung auseinandergesetzt.

In der Regel ist es jedoch so, dass die Atmung einfach geschieht und wir nicht an sie denken, während wir atmen. Das lässt uns glauben, dass der Atem von ganz alleine richtig funktioniere und eine Schulung nicht dringend notwendig sei.

Die Realität des Lebens sieht jedoch so aus, dass eine Schulung sehr wohl nötig ist – und zwar, weil wir teilweise schon in den ersten Lebensjahren unbewusst einen Umgang mit unserem Atem erlernt haben, der sich negativ auswirkt. Hierzu ein Beispiel aus dem alltäglichen Verhaltensmuster von uns Menschen: Ich bekomme Angst, erschrecke mich und halte meinen Atem an. Ich verkrampfe mich, lasse die Luft nicht gewähren und halte mich an Bauch und Zwerchfell fest, was meine Verkrampfung lediglich verstärkt. Wer hat mir beigebracht, so zu reagieren und dabei die Atmung kurzzeitig auszuhebeln? Ist es meine eigene Psyche? Sind es Mechanismen, die mit meiner Angst zu tun haben? Oder imitiere ich meine Eltern oder andere Erwachsene, die das ähnlich machen? Haben wir nicht sogar schon kleine Babys gesehen, die in einem Schreikrampf den Bauch völlig verspannen? Reagieren auch Tiere oder andere Lebewesen so, deren Körper oder physiologische Funktionen mit unseren vergleichbar sind? Gehört es einfach zur Natur?

Die Betrachtung der Natur, der Tierwelt oder auch der Menschen, die angstfrei sind und in sich ruhen, bestätigt dieses Verhalten nicht. Im Gegenteil. Eine solche Reaktionsweise löst nicht unser Problem, sondern blockiert uns. Deshalb kann sie sicherlich nicht zu den instinktiv gesunden Reaktionsweisen des natürlichen Systems gehören. Vielmehr hat sie ihren Ursprung in der Psyche und wird vom sozialen Umfeld verstärkt.

Schauen wir erst einmal unsere psychische Struktur an, für die der Atem eine entscheidende Rolle spielt. Die Ohnmacht gegenüber dem als Bedrohung wahrgenommenen Äusseren ist ein wesentlicher Teil unserer psychischen Schwäche. Und diese Ohnmacht ist eng verbunden mit der Ohnmacht gegenüber der Luft. Schließlich ist die Luft die im Außen vorhandene Kraft, von der wir in jedem Augenblick abhängig sind. Gleichzeitig ist sie in Form des eigenen Atems Symbol der Eigenmacht, die wir in uns tragen. Auf diese Weise erhält die Beziehung zwischen der Luft und dem Atem eine große Dynamik, die zur Folge hat, dass Verluste in der Beziehung zur Luft von der Psyche als Verluste an Eigenmacht und Selbständigkeit erlebt werden. Deshalb wird aus jeder Leiderfahrung immer auch eine Luft-Leid-Erfahrung: Leiden wir, ist auch unser Atem in Mitleidenschaft gezogen.

Solange wir in einer solchen Luft-Leid-Erfahrung stecken, ist das Verhältnis zwischen unserer eigenen Psyche und der Umgebung, in der sie wirkt, nicht ausgeglichen. Wenn wir lernen, mit unserem Atem auf eine stimmige, vertrauensvolle und angstfreie Weise zu reagieren, können wir unser Verhältnis zum Außen verbessern.

Neben der beschriebenen psychischen Struktur gibt es allerdings noch ein weiteres Hindernis: Das soziale Umfeld verleitet uns ebenfalls zu sehr problematischen Umgangsweisen mit unserer Atmung. Wenn Kinder in der Empfindung stecken „Oh, ich bekomme überhaupt keine Luft, mir geht es schlecht!“, lernen sie häufig von Eltern, Erziehungsberechtigten und anderen Erwachsenen: „Mach das Fenster auf und atme tief ein!“, „Du brauchst Luft, das ist wichtig!“, „Du kriegst keine Luft, Du musst Luft holen!“. Diese Aussagen und Ratschläge führen zumeist in die Irre und können verheerende Wirkungen haben. Denn Luft ist nicht wie ein Getränk, das nachgeschenkt werden kann, wenn die Tasse leer wird. Sie ist auch keine feste Speise, mit der der Magen, wenn er leer ist, gefüllt werden kann. Luft ist Luft, ein Element für sich, das anders funktioniert als Wasser- oder Erdstoffe. Sie lässt sich nicht holen, so wie man einen Apfel vom Baum pflückt. Wir können uns ihr auch nicht bedienen, sie nicht einfach bekommen, wenn wir sie wollen. Dennoch reagieren wir im Alltag oft so, als sei Luftmangel mit Durst und Hunger vergleichbar. Das ist schlichtweg naiv und lässt die natürlichen Eigenschaften der Stoffe außer Acht. Die Vorstellung, dass man sich Luft „holt“, bleibt problematisch und damit auch ungesund. Schließlich kommt ja auch niemand auf die Idee, im Kopfstand zu essen oder zu trinken – es sei denn, man nimmt an einem irrationalen Wettbewerb teil.

Mit Luft muss anders umgegangen werden als mit Wasser oder Speisen. Es muss ihr ermöglicht werden, von alleine in uns hineinzufließen. Und das geschieht, indem Unterdruck hergestellt wird. Das ist einfache Physik: Wenn der Druck in unserem Atemraum unter dem Umgebungsdruck liegt, dann fließt Luft hinein, und sonst nicht. Es geht also darum, Unterdruck herzustellen – und dieser Unterdruck entsteht erst durch die Ausatmung.

Was gilt es demnach zu tun, wenn wir wenig Luft bekommen? Wir sollten das Fenster aufmachen und ausatmen. Wir sollten rausgehen, schreien, singen und pfeifen, rennen, tanzen und springen! So lassen wir Luft raus, um Luft empfangen zu können. Das ist auch einer der Gründe dafür, warum im Yoga die tiefe Ausatmung so stark betont wird. Durch sie wird die Voraussetzung für eine gesunde Einatmung geschaffen.

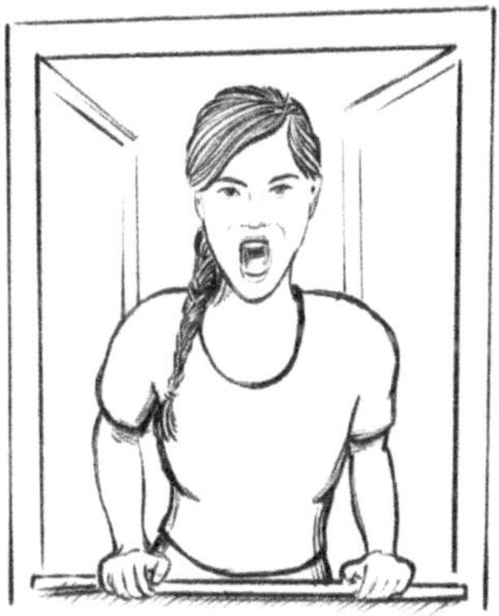

Wir können diese Gesetzmäßigkeiten der Luft nicht ignorieren und die Luft in die Lunge hineinziehen, ohne schädliche Nebenwirkungen zu riskieren. In der Tat schaden wir uns mehr, als dass wir uns helfen, wenn wir versuchen, Luft bewusst einzuziehen, während in uns der Atem stockt und nicht rauskann, während wir keine Luft bekommen und das Zwerchfell verspannt ist. Die Anweisung, dann Luft zu „holen", kann für manche Menschen gar gefährlich sein.

Diese gängige falsche Handhabung des Problems mit dem Atem ist keine Lappalie, sondern ein schwerwiegendes Missverständnis. Sie ist das Ergebnis davon, dass wir uns der Bedeutung der Atmung als ein lebenswichtiges Thema nicht bewusst sind.

Wenn wir Verständnis über diese fehlerhafte Schulung des Atems entwickeln, beginnen wir, die Dynamik der Beziehung zwischen unserem Atem und der Luft zu verändern.

Damit haben wir schon einen großen Schritt hin zu einem besseren Atembewusstsein gemacht.

Das schlichteste Heilmittel

Seit einigen Jahrhunderten bekämpfen wir unablässig Krankheiten, investieren ungeheuer viel Zeit, Geld, Materie und Ressourcen – und haben dabei viele Erfolge gesehen. Dass Gesundheit zu einem Gemeingut geworden ist, können wir dennoch nicht sagen. Wir haben Wundermittel entdeckt wie Aspirin oder Antibiotika, werden aber mit immer neuen Arten von Problemen oder Nebenwirkungen dieser Mittel konfrontiert.

Dass Gesundheit trotz aller Fortschritte weiterhin ein eher fragiles Gut bleibt, hat unter anderem damit zu tun, dass die Medizinwissenschaft die Rolle der Ernährung jahrzehntelang ignoriert oder stiefmütterlich behandelt hat. Immer noch wird in der medizinischen Ausbildung das Thema Ernährung wie etwas Nebensächliches behandelt. Ein solches Medizinverständnis kann nie für eine stabile Gesundheit sorgen. Denn Krankheiten werden nicht allein durch Erreger, andere externe Faktoren oder persönliche konstitutionelle Gegebenheiten verursacht. Die Ernährung ist ein zentraler Faktor dafür, wie und warum wir erkranken.

Gleichzeitig ist sie aber auch ein zentraler Faktor für unsere Genesung. Das macht das Thema Ernährung so wertvoll.

Vergleichbar wichtig wie die Frage nach unserer Ernährung ist die Frage nach unserer Atmung. Vielen Menschen ist nicht bewusst, dass der Atem so etwas wie ein Wundermittel ist, ein *Superfood*, um im Bild zu bleiben. Wenn wir Rücksicht auf die Atmung nehmen, gut mit ihr umgehen, wenn wir die Signale, die sie uns sendet, zur Kenntnis nehmen und mit ihr im Dialog bleiben, haben wir die Möglichkeit, aus ihr ein wirksames Heilmittel zu machen. So wie Aspirin die notwendige Weite geben kann, damit wir keine Kopfschmerzen spüren, so wie ein Schlafmittel die notwendige Beruhigung geben kann, damit wir schlafen können, so kann der Atem, wenn wir ihn in seine Normalität zurückführen, viele kleine Störungen beseitigen, welche unser momentanes Befinden beherrschen. Der Atem ist ein großer Ernährer: Er nährt uns nicht nur mit Sauerstoff, sondern ist wie das Öl im Getriebe. Er sorgt dafür, dass die Wallungen im Körper, die alle Aktivitäten der Organe auslösen oder begleiten, wie geschmiert laufen können.

Alle Krankheiten und Störungen äußern sich in Atemveränderungen. Wenn wir nervös, ängstlich oder wütend sind, Schmerzen, Sorgen oder Magenstörungen haben, dann spiegelt sich das in unserer Atmung wider – und oft muss sie nur ein wenig beruhigt werden, um die Probleme zu beschwichtigen. Damit setzen wir erst mal nur an den Symptomen an; selbstverständlich sollten wir auch nach Lösungen der zugrundeliegenden Probleme suchen. Aber: Ob es eine kleine, kurzzeitige Störung oder eine bedrohliche Krebserkrankung ist, aus der wir uns herauskämpfen – den Atem in Ordnung zu bringen, ist von grundlegender Bedeutung. Haben wir überhaupt nichts mit der Atmung gemacht und sind dennoch gesund geworden, können wir sicher sein, dass in dem Prozess der Genesung auch der Atem zur Ruhe gekommen ist.

Sollte nach einer überstandenen Krankheit die Atmung weiterhin unruhig sein, können wir das als Signal interpretieren, dass die Erholung von der Krankheit fragil ist. Deshalb ist es so wichtig, auf den Atem zu achten, auch wenn wir durch Heilmittel, Medikamente oder andere Behandlungen scheinbar völlig gesund geworden sind. So können wir etwas nachhaltiger dafür sorgen, dass uns die Krankheit oder Störung nicht wieder einholt.

In einer Welt und zu einer Zeit, in der wir umfangreiches und detailliertes Wissen über alles Mögliche haben und komplexe Zusammenhänge sehen, wäre es milde gesagt eine vertane Chance, eigentlich aber ein horrendes Versäumnis, das Thema Atem nicht ausführlich zu erkunden und es zu einem Teil unseres Bewusstseins werden zu lassen.

Erkennen wir die Natur der Atmung und ein paar Grundfehler, die wir machen, können wir unseren Atem dabei unterstützen, immer wieder in seinen natürlichen Rhythmus zurückzufinden. Wenn uns das durch einfaches Üben gelingt, dann wird der Atem zu einem wahren Segen.

Das Faszinierende am Atem ist, dass er als äußerst schlichtes Heilmittel wirkt. Es kostet kein Geld. Es hat kein Gewicht, beansprucht keinen Platz und ist jederzeit bei uns.

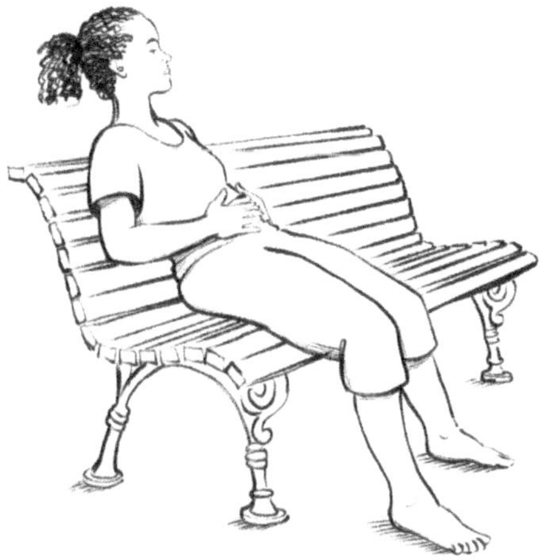

2
Der natürliche Atem

Das zweite Kapitel behandelt die wesentlichen Qualitäten, die den gesunden, alltäglichen Atem ausmachen. Es beschreibt die grundlegende Bauchatmung des Ruhezustands, die besondere Betonung der Ausatmung und die Pausen, die das Ende jeder Atemphase markieren und damit die Atmung zu einer bedächtigen, elliptischen Bewegung machen.

Die Bewegung des Bauches

Die Atmung spielt sich in der Lunge ab: Wir atmen ein, und wir atmen aus, oder – wie wir im Yoga sagen – wir atmen aus, und wir atmen ein. Dabei bewegt sich die Lunge; schließlich fließt die Luft hier aus und ein. Der Bauch ist jedoch mindestens genauso wichtig für die Atmung. Besonders bei einer ruhigen, guten Atmung kommt es eher auf die unteren Lungenpartien und damit auf die Bewegung des Bauches an. Wir können ein schlafendes Tier beobachten oder einen sich ruhig verhaltenden Menschen – es ist nicht so sehr die Bewegung der Lunge oder des Brustkorbes, die uns auffällt, sondern die Bewegung des Bauches.

Voraussetzung für die Bauchbewegung ist die Beweglichkeit der Bauchdecke. Wenn jemand einen engen Gurt trägt, viel gegessen hat oder sich in der Bauchgegend verkrampft fühlt, ist der Bauch unbeweglich und der Atem beeinträchtigt. Wer gut atmen möchte, muss zulassen, dass sich der Bauch frei bewegen kann. Im entspannten Liegen sollte sich die Bauchdecke senken, wenn die Luft entweicht, und heben, wenn die Luft hineinfließt. Ist mit der Atmung alles in Ordnung, ist diese Bewegung spürbar. Sie kommt von alleine. Eine solche Atmung bezeichnen wir als Bauchatmung.

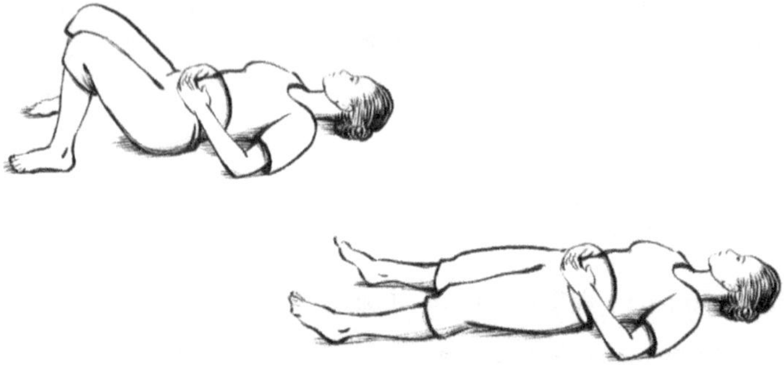

So lässt sich in aller Ruhe die Bauchbewegung spüren.

Wenn wir abends nicht einschlafen können, sollten wir uns als Erstes vergewissern, dass diese Bewegung vorhanden ist. Denn als essenzielle Grundlage einer gesunden Atmung ist sie es, die den Zustand der Grundruhe kennzeichnet. Fehlt die Bauchbewegung, kann manchmal schon eine entspanntere Haltung des Körpers helfen.

Damit der natürliche Prozess des Luftaustauschs ungehindert geschehen kann, ist es wichtig, dass wir die Bauchdecke von Spannungen befreien und das Zwerchfell beweglich halten. Auch die Lockerung von Mund und Halsbereich trägt dazu bei. Diese zwei Positionen können Sie dabei unterstützen:

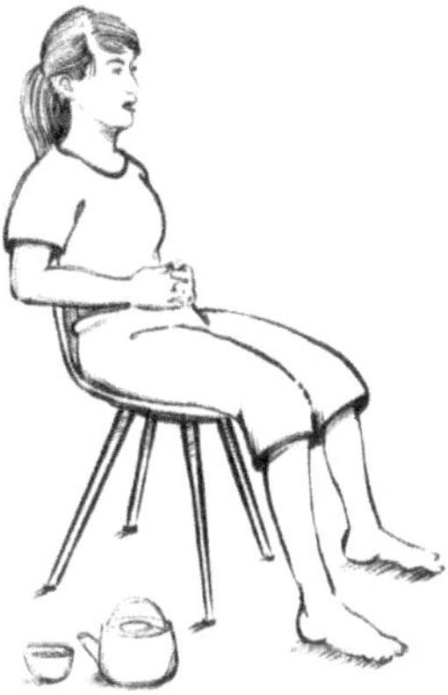

Sitzen Sie entspannt zurückgelehnt auf einem Stuhl und lockern Sie Ihren Kiefer.

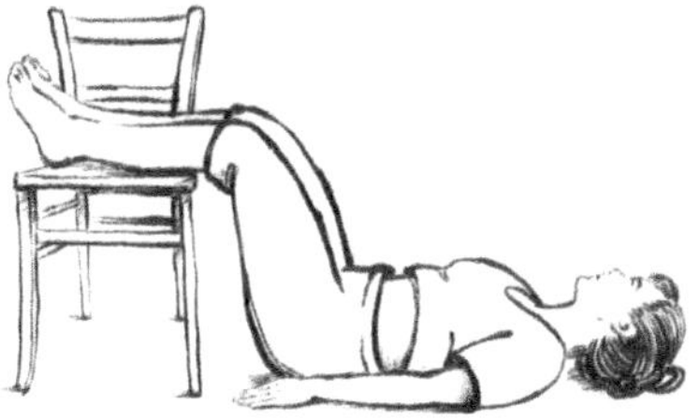

Legen Sie Ihre Unterschenkel auf einen Stuhl, sodass sich die Bauchdecke entspannen kann.

Schon diese ersten Schritte hin zu einer natürlichen Bauchatmung sind ein Fortschritt. Und sie lassen sich in sämtlichen Situationen des alltäglichen Lebens anwenden. Ob im Bett oder am Strand liegend, ob im Klassenzimmer oder Konferenzraum sitzend, ob stehend inmitten der Hausarbeit oder während eines Spaziergangs – die Beruhigung des Atems und die daraus resultierende Annäherung an den natürlichen Atemfluss sind fast jederzeit übbar.

Solange wir die Bauchatmung beibehalten, machen wir nichts, was unser Befinden negativ belastet. Wenn wir in Unmut geraten, können wir sie jedoch unbewusst verlieren. Verfügen wir in der Situation über ein entwickeltes Bewusstsein für die Bauchatmung, dann werden wir einen solchen Verlust aber instinktiv bemerken und versuchen, ihn auszugleichen. So können wir verhindern, durch eine verschlechterte Atmung dem Unmut hilflos ausgeliefert zu sein.

Der Bauch ist einerseits als Mitte des agierenden Körpers für sämtliche Körperbewegungen von zentraler Bedeutung. Andererseits ist er als empfindsame Stelle ein Reaktionszentrum: Sowohl körperliche Schmerzen als auch seelische Leidempfindungen führen zu Verspannungen. Folglich verliert die vielgefragte Bauchdecke leicht an Entspanntheit. Zur Bauchatmung lässt sich zwar rasch zurückkehren, aber sie dauerhaft oder möglichst lange ruhig zu halten, ist nicht einfach. Deswegen ist es wichtig, die Bauchatmung regelmäßig zu üben und so allmählich zu lernen, die Bauchdecke zu beherrschen.

Eigenschaften der Ausatmung

Dehnen und strecken wir uns nicht instinktiv, um Müdigkeit und Trägheit aus dem Körper zu vertreiben und uns frisch zu fühlen? Es gibt einige „Übungen", die wir nicht erst im Sportunterricht gelernt haben. Wir machen sie vielmehr spontan, zum Beispiel beim Aufstehen. Viele „Körperstellungen", die wir dabei einnehmen, gehören zu unserem Instinkt. Sie bewirken, dass körperliche Trägheit und Verspannung abgeschüttelt werden. Genauso instinktiv verlangsamen wir in manchen Situationen die Ausatmung. Seufzen, gähnen oder stöhnen wir langsam, wirkt das ähnlich wie eine spontane Streckung des Körpers: Wir stoßen die Luft durch den Mund aus, wir vertiefen unsere Ausatmung, um aus einer Enge, in der wir verharrt waren, herauszukommen.

Auch das spontane Tönen oder Singen gehört zu den instinktiven Reaktionen des Atemsystems.

Beim Tönen und Singen verwenden wir die Stimme und den Mund, um die Luft langsam herausfließen zu lassen. Wir können aber auch summen: Dabei entweicht die Luft bei geschlossenem Mund durch die Nase.

Der Mund hat bezüglich der Atmung vor allem eine Ventilfunktion. Dennoch ist es normal, dass sich der Atem hin und wieder des Mundes bedient. Das kommt allerdings vornehmlich dann vor, wenn die Nase verstopft ist oder die Notwendigkeit einer schnellen Luftaufnahme besteht, zum

Beispiel bei einer physischen Überanstrengung. In der Regel bleibt der Mund eher passiv und geschlossen.

Den Mund bewusst einzusetzen, um langsam auszuatmen, ist nur bei Anwendung der Stimme passend oder wenn es gekonnt geübt wird, ohne die Bauchmuskeln und Nasenlöcher zu verspannen. Ansonsten kann diese Praxis die Fähigkeit, den eigenen Atem feinsinnig zu kontrollieren, beeinträchtigen.

Langsam durch die Nase auszuatmen ist hingegen sehr wirksam. So können die feinen Seiten des Atemorgans zum Tragen kommen, wodurch die subtilen Spannungen, die sich in Bauch, Zwerchfell und Lungenbereich aufgebaut haben, optimal gelöst werden. Und es ist eine ideale Übung für die Atemmuskulatur. Das entspannte Führen der Bewegungen von Bauchdecke, Brustraum und Kehle wird trainiert, und indem wir in einem gleichmäßigen Strom durch die Nase ausatmen, erlangen wir eine feinmotorische Kontrolle über die Atemgegend.

Lassen Sie uns diesen Vorgang genauer betrachten: Atmen wir langsam und entspannt aus, kontrahieren wir unbewusst die Bauchdecke, dabei streckt sich der Rücken ein wenig, das Zwerchfell bewegt sich nach oben, der Lungenraum schmälert sich und die Luft verlässt den Körper. Je langsamer wir das tun, desto intensiver beherrschen wir die involvierten Muskeln und desto vollständiger bringen wir die Luft aus dem Körper heraus. Verlangsamen wir die Ausatmung auf diese Weise, können wir die natürliche Tendenz des Körpers, seine eigenen Spannungen zu lösen, unterstützen.

Durch die Wahrnehmung der nach innen gerichteten Bewegung im Bauchbereich stärken wir unser Bewusstsein für die Beweglichkeit der Bauchdecke, was zum gesunden Impuls unseres Atemsystems gehört. Genau diese Art der Übung braucht die Bauchdecke, um der Neigung, sich zu verspannen, entgegenzuwirken. Denn in Momenten der Verspannung halten wir die Bauchdecke und das Zwerchfell fest und hindern damit den Atem am Fließen.

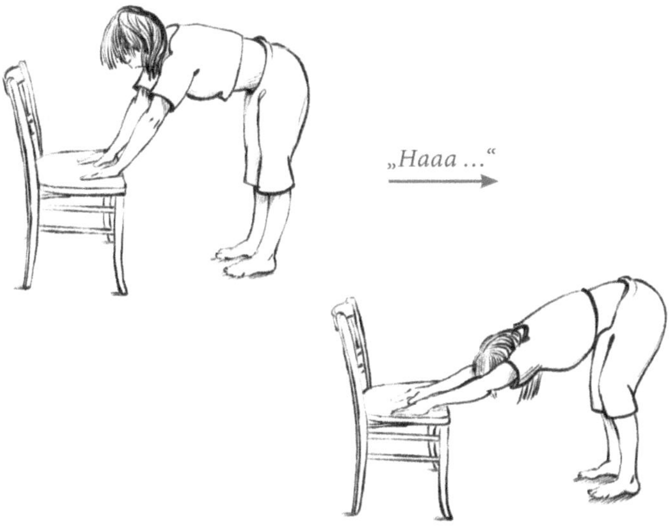

Tönen Sie langsam mit offenem Mund den Laut „Haaa …“, während Sie den Oberkörper neigen.

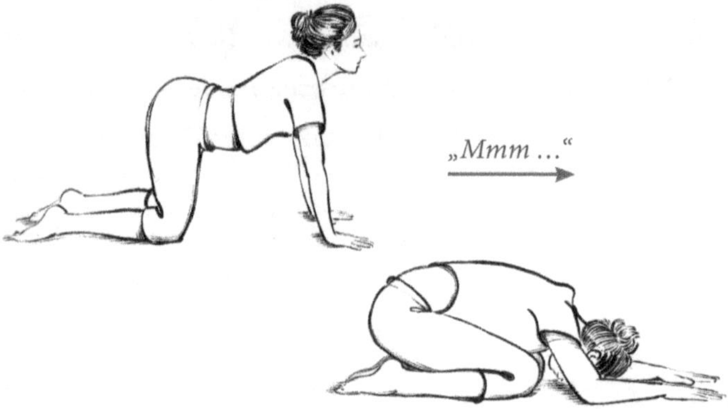

Summen Sie langsam, während Sie das Gesäß Richtung Fersen bringen und den Rumpf und die Ellenbogen absenken.

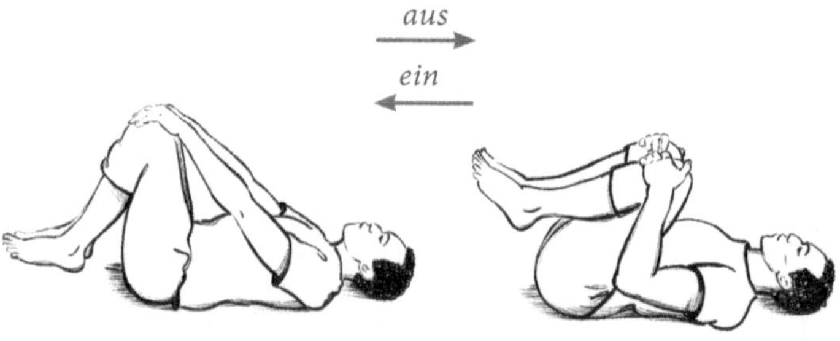

Atmen Sie gleichmäßig und langsam aus, während Sie die Ellenbogen anwinkeln und die Knie Richtung Oberkörper beugen.

Pausen, die den Atem im Fluss halten

Die normale, gesunde Atmung geht immer mit Pausen einher: Ein natürlicher Atemzyklus besteht aus einer Ausatmung, einer kleinen Zäsur, einer Einatmung und einer kleinen Zäsur. Es ist ein Hin und Her mit bedächtigen Wendepunkten. Nur wenn wir angestrengt sind oder es uns nicht gut geht, also immer dann, wenn die Atmung schlecht wird, verschwinden auch die Pausen zwischen den Atemphasen. Bei einem asthmatischen Anfall oder etwas Vergleichbarem, beim Überstrapazieren des Körpers oder bei emotionaler Unruhe wird die Atmung rastlos, wir fangen an zu hecheln und verlieren die Kontrolle über den Atem.

Wenn die Ausatmung nachteilig beeinflusst ist, neigen wir dazu, ihr keine Pause anzuschließen, sondern die Einatmung rasch beginnen zu lassen, indem wir neue Luft einsaugen. Schon das erste Kapitel machte deutlich, wie unvorteilhaft es ist, auf diese Art Luft zu „holen". Wird uns bewusst, dass der Ausatmung eine Zäsur folgt, fällt es uns in der Regel leichter, die Zuversicht zu entwickeln, die wir brauchen, um die Luft geduldig in uns hineinfließen zu lassen. So entsteht ein vertrauensvolles Hingeben an die Natur, an das Phänomen Atem.

Die Angst zu sterben und der Eifer zu überleben treiben uns an. Zu diesen Trieben gehört, dass wir nach Luft lechzen. Doch sind weder die Angst noch der blinde Überlebenstrieb gute Ratgeber, wenn es um unser Wohlergehen geht. Diese oftmals erlebte tiefe Sehnsucht nach sauberer Luft können wir selbstverständlich nicht ignorieren, so auch nicht den aus der Tiefe unserer Seele kommenden Wunsch nach einer erfüllenden Einatmung. Trotzdem bleibt die Einatmung etwas, was passiert und nicht erzwungen werden kann. Die

Geduld und die Zuversicht, die wir hier brauchen, werden vom natürlichen Verlauf des Atems gar gefordert. Deshalb gehört an den Anschluss jeder Ausatmung eine kleine Zäsur.

Auch der Einatmung folgt eine natürliche Zäsur. Sie wird uns auf den anders ausgerichteten Fluss der Luft bei der Ausatmung, die folgen wird, vorbereiten. Sie ist der Augenblick des Innehaltens, in dem wir unseres Selbst und unserer Aufgabe bezüglich der Atmung bewusst werden können. Sie ist wie der Moment, in dem sich die innere Gewissheit entwickelt, mit der wir an der Erhaltung unseres Lebens Anteil nehmen.

Jede Aus- und Einatmung ist ein Neubeginn aus dem Fundament einer Atempause. Dank der Atempausen haben wir eine unaufhörlich wiederkehrende Bewegung und bekommen das Gefühl der Kontinuität und des Fortbestands. Die Atempausen gehören zu einer guten Atmung so wie die Ruhe zu einem guten Puls. Sie sind der Garant für die fortwährende Revitalisierung von Körper und Geist.

BEWUSSTES FÜHREN DER ATMUNG

Eine einfache Übung in drei Schritten kann uns helfen, in eine gesunde, natürliche Atmung zu kommen:

1. Sorgen Sie dafür, dass Ihr Bauch frei ist und sich gut bewegen kann.

2. Atmen Sie langsam aus, sodass die Ausatmung ausgedehnt, gleichmäßig und ruhig fließt.
3. Halten Sie eine kleine Pause ein, bevor Sie die Luft als Einatmung in sich hineinfließen lassen.

Das ist eigentlich alles, was wir machen müssen, wenn wir Stress haben – egal, ob wir in der Bahn, im Café oder am Konferenztisch sitzen. Und liegen wir abends wach im Bett, kann uns die Übung dabei helfen, einzuschlafen.

Möchten wir das Wesen des Atems noch etwas mehr ergründen, gehen wir ein paar Schritte weiter:

1. Atmen Sie langsam aus, sodass die Ausatmung ausgedehnt, gleichmäßig und ruhig fließt.
2. Halten Sie eine kleine Pause ein, bevor Sie die Luft als Einatmung in sich hineinfließen lassen.
3. Bleiben Sie geduldig, während die Luft in Sie hineinfließt. Geben Sie ihr Zeit.
4. Verweilen Sie dann kurz in der Fülle – und bevor sich Spannung aufbaut, atmen Sie aus und wenden Sie sich so dem nächsten Zyklus zu.

Die Atmung auf diese Weise langsam und bewusst zu führen, können alle Menschen lernen, nicht nur Erwachsene. Haben wir körperliche Einschränkungen oder feinmotorische Schwierigkeiten, werden wir vielleicht Anpassungen oder andere Lösungen brauchen. Doch die Mühe wird sich lohnen. Eine gute Atmung ist nicht nur für die Lunge wichtig, sondern für den gesamten Organismus. Bei Krankheiten unterstützt sie die Heilungsprozesse, und für gesunde Menschen stellt sie eine unersetzbare Quelle von Vitalität dar.

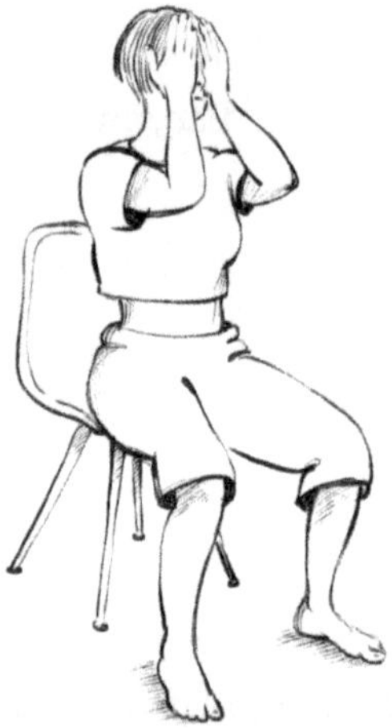

Setzen Sie sich entspannt und aufrecht auf einen Stuhl. Legen Sie die Hände auf Ihr Gesicht, sodass die Handkanten Ihre Nase sanft umrahmen. Spüren Sie die Bewegung der Luft am unteren Ende der Nasenflügel.

3
Der bewusste Atem

Das in den ersten beiden Kapiteln vermittelte Grundwissen sollten alle Menschen haben. Denn Luft ist unentbehrlich, das Bedürfnis nach einer gesunden Atmung ist in uns Menschen mindestens so veranlagt wie das Verlangen nach Essen und Trinken.

Lassen Sie uns in diesem dritten Kapitel noch tiefer in das Thema Atem einsteigen und zur achtsam geführten Atmung kommen. Sie eröffnet uns weitere Möglichkeiten, Körper und Geist positiv zu beeinflussen. Hier lernen wir, bewusst in das Atemgeschehen einzugreifen und mittels einfacher Übungen den Atem zu verlangsamen. Grundlegend dafür ist das Verständnis von Brust und Bauch als zwei getrennte Atemräume, die Anwendung der Stimme und Ujjāyī, die Technik des Yoga, die den Atem verlängert und verfeinert.

Der atmende Körper: Bauch, Brust und Zwerchfell

Immer wenn es um die Gesundheit, die Atmung und feinstoffliche Themen geht, ist die Trennung des Körpers in zwei

Teile eines Systems elementar: in den oberen und den unteren Rumpf.

Welche Bedeutung diese Zweiteilung im Yoga hat, wird deutlich, wenn wir die Verlangsamung der Atmung betrachten und üben. Während die Luft bei der alltäglichen Atmung in die Lunge hinein- und wieder aus ihr herausfließt, ohne dass der Bauch davon direkt und spürbar betroffen wäre, ist die langsam geführte Aus- oder Einatmung eine intensive Bewegung für den Körper, bei der wir den gesamten unteren und den gesamten oberen Bereich wahrnehmen. Spüren wir diese beiden Bereiche in ihrer Gesamtheit, entsteht das Gefühl, sich – im Sinne einer Rundumversorgung des Körpers – ganzheitlich aktiviert zu haben.

Für diese Rundumversorgung genügt es nicht, ein wenig tiefer aus- oder einzuatmen, den Bauch gespürt und die Brust bewegt zu haben. Die Atembewegung sollte im Idealfall bis ins Becken hinab und bis zur Kehle hinauf reichen: Wenn wir vollständig und restlos ausatmen, setzen wir die unteren Bereiche des Rumpfes bis hin zum Beckenboden intensiv ein. Atmen wir konsequent bis zur äußersten Fülle ein, so können wir die Brustgegend bis hin zur Kehle dehnen, weiten und spüren. Die Ausatmung spricht also die Bauchgegend, den unteren Bereich, an und die Einatmung die Brustgegend, den oberen Bereich.

Indem wir bei der Atmung die Bauch- und die Brustgegend bewusst aktivieren, trainieren wir gleichzeitig das Zwerchfell, das den Brustraum vom Bauchraum trennt. Durch die tiefe Atmung erfährt die kuppelförmige Muskel-Sehnen-Platte sowohl Bewegung als auch Stabilisierung. Beides ist für ein normales, entspanntes und gesundes Atemverhalten wichtig.

Da das Zwerchfell den konstanten Prozess des alltäglichen Aus- und Einatmens begleitet, ist seine Gesundheit von großer Bedeutung. Eine sich allmählich entwickelnde Verletzung dieser sensiblen Körperstelle kann die Atmung empfindlich treffen. Während der Bauch seine Störungen unmittelbar zeigt, reagiert das Zwerchfell subtiler: Es spiegelt kleinste Verkrampfungen wider, und tiefe Verspannungen verfestigen sich in ihm. Wer die Luft unwillentlich anhält, tut dies nicht mit der Nase oder der Kehle, sondern mit dem Zwerchfell. Von hier gehen auch Verspannungen der Nackenmuskulatur aus, etwa als Reaktion auf Angst. Alles, was den Atem nachteilig beeinflusst, wirkt letztlich verkrampfend auf das Zwerchfell.

So wichtig das Zwerchfell auch ist, bei der intensiven Verlangsamung der Atmung spielt die bewegliche und agile Bauchdecke eine noch wichtigere Rolle. Nur durch ein konstantes Bewusstsein für sie kann der Atem verlangsamt werden. Es kommt darauf an, wie wir die Bauchdecke führen und ob wir sie unverkrampft, gefühlvoll und konsequent kontrahieren können.

Eine Sängerin, die Arien singt, oder ein guter Redner, der viel spricht, verliert ständig Luft. Es sind die Bauchmuskeln, mit der die- oder derjenige die Luft langsam dosiert hinausfließen lässt. Der bewusste Umgang mit den Bauchmuskeln und die Fähigkeit, verlangsamt auszuatmen, gehören zusammen. Verfügen wir nicht über solch eine Kontrolle, wird es uns schwerfallen, den Atem sehr langsam fließen zu lassen. In dem Fall sollten wir versuchen, den Atem bewusst, aber achtsam noch mehr zu verlangsamen, um unsere Bauchmuskeln zu trainieren. Können wir die Ausatmung gut führen, entwickeln wir zunehmend die Resilienz und die Standhaftigkeit, die wir brauchen, um die Luft langsam in uns hineinzulassen.

Das langsame Aus- und Einatmen ist wie ein Ab- und Aufbauen: Ausatmend nimmt die Energie ab, einatmend gewinnen wir neue Energie. Wir sind bemüht, die Luft beherrscht und langsam hinauszubefördern und ebenso in den Körper hineinzulassen. Doch ist unsere Haltung während dieser zwei Phasen unterschiedlich. Während der Ausatmung ist die Luft, die wir bewegen, noch bei uns. Wir beschäftigen uns aktiv mit etwas, was in unserem Ermessen liegt und unser Zutun braucht. Während der Einatmung hingegen kommt die Luft, die wir bewegen, von außen. Und es kommt eher darauf an, dass wir uns auf ein langsames und dosiertes Einfließen der Luft einlassen, dabei einen gewissen Widerstand leisten und jeden unnötigen Beitrag unterlassen. Das ist eine Fähigkeit, die Übung braucht.

Für die Ausatmung ist unser aktiver Beitrag entscheidend, für die Einatmung der passive Widerstand als eine Haltung, aus der heraus wir die Lufteinfuhr bremsen. So ist jeder verlangsamte Atemzyklus ein Spiegel der zwei Seiten unserer Handlungsfähigkeit. Im Yoga werden sie „Abhyāsa" und „Vairāgya" genannt, das Handeln und das Nicht-Handeln, das Tun und das Loslassen.

Die befreiende Wirkung der Stimme

Bevor wir zu den spezifischen Techniken des Yoga kommen, betrachten wir die Methode, die uns allen mehr oder weniger vertraut ist. Wer singt, tönt oder mit einem Blasinstrument musiziert, erzeugt über mehrere Sekunden einen Klang, ohne ihn zu unterbrechen, um Luft zu holen. Hier verändert sich die normale Ausatmung, die meist zwei oder drei Sekunden dauert, zu einer langanhaltenden Ausatmung. Dabei wird der Bereich der Kehle so verengt, dass die Luft in einem stetigen, dünnen Strom aus dem Mund hinausfließt. Das macht den Einsatz der Stimme zu einer grundlegenden Methode, um Luft bewusst und verlangsamt auszuatmen.

Früher sangen die Menschen oft während der Arbeit, was sicherlich nicht nur ein Zeitvertreib oder eine Ablenkung von der Anstrengung war. Sie sangen auch, um ihren Atem und damit die Energie im Fluss zu halten, um die Rhythmen und die Aktivitäten des Körpers zu koordinieren. In Gebieten Indiens, wo die „grüne Revolution" das ländliche Leben nicht verändert hat, singen Menschen heute noch, während sie in Gruppen anbauen, ernten, weben oder rudern.

Dass wir Menschen tönen und singen, ist nicht nur Ausdruck unserer Musikalität oder unseres Bedürfnisses nach Mitteilung. Wir machen es auch, weil das langsame, kontrollierte Herausfliessen der Luft die Koordination zwischen Körper, Atem und Geist regelt. Singen und Tönen sind unmittelbare Lösungen, die uns helfen, aus einem Atemstau herauszukommen. Ob wir einen „Ohrwurm" summen, beim Nachdenken pfeifen oder laut unter der Dusche singen: Wenn wir in einer für uns entspannten Stimmlage singen und dabei versuchen, den Ton zu halten, bemühen wir uns gleichzeitig um eine gleichmäßige und langsame Ausatmung. Das hat eine intensive Wirkung, da wir hierbei die Atmung entspannen, ohne sie selbst gezielt zu beeinflussen. Ähnlich wirkt es, wenn wir mit geschlossenen Lippen „brummen" oder summen – also mithilfe eines Vibrierens der Brust und der Kehle einen summenden Ton erzeugen, um langsam auszuatmen.

Eine Sängerin oder eine Vorsprecherin, ein Flötist oder ein Vortragender weiß, was zu tun und was zu unterlassen ist, damit der Klang schön, stark und klar bleibt. Sie alle üben die beherrschte, gleichmäßige und langsame Ausatmung. Denn die Qualität des Tons hängt eng zusammen mit der Qualität des Luftstroms, der aus dem Mund fließt. Wie die Stimmbänder und andere Partien des Halses verwendet werden, entscheidet darüber, wie wohltuend und melodisch der Klang klingt.

Wichtig ist allerdings, dass das Singen nicht zu einer Überforderung der Stimme und damit zu einer Überforderung des Atems führt – unabhängig davon, ob wir Laien sind oder professionell singen. Um das zu vermeiden, ist es hilfreich, die eigene Stimmlage zu kennen und auch eine passende Körperstellung zu finden.

Da es eine wirksame Technik ist, den Luftstrom über die Stimme zu verlangsamen, hat das Singen im Yoga einen ehrbaren Platz. Es geht dabei nicht um das Singen von irgendetwas Spezifischem oder gar Indischem, sondern um das langsame Ausatmen, während wir den Geist auf den kontinuierlichen Klang, den wir erzeugen, fokussieren. Nicht nur Gesänge, sondern auch das laute Vorlesen oder das auswendige Aufsagen von Texten sowie das Wiederholen von Leitsätzen oder bedeutsamen Worten werden hier eingesetzt.

Und wenn uns der Klang und seine Bedeutung Tiefe und Weite vermitteln, dann kann ein solches Üben mit der Stimme nicht nur die Ausatmung verbessern, sondern auch eine Stimmung der tiefen Ruhe entstehen lassen.

Der Gesang und auch das bewusste, aufmerksame Lautlesen sind also nicht nur wertvoll, weil sie zum Bereich des Musischen oder Kreativen gehören. Auch als gesundheitliche und pädagogische Maßnahme haben sie einen hohen Wert, können sie doch eine tiefe Gesundung von Atem, Stimme und Stimmung bewirken.

Da die gute Ausatmung das Ziel ist, ist es am Anfang ratsam, keine komplexen Textpassagen oder Melodien zu nehmen. Langes Tönen von einzelnen Silben oder das ruhige Wiederholen von einfachen Sätzen in einem Atemfluss sind hier am wirksamsten. Dabei wird die Stimme benutzt, um eine intensive und vollständige Ausatmung zu erzielen. Hilfreich ist oft auch, das Tönen mit einer passenden Körperbewegung zu verbinden. So kann die Stimme gleichmäßig und langsam fließen. Sind Stimmlage, Körper- und Kopfposition für uns passend, kann diese Verbindung sehr befreiend wirken.

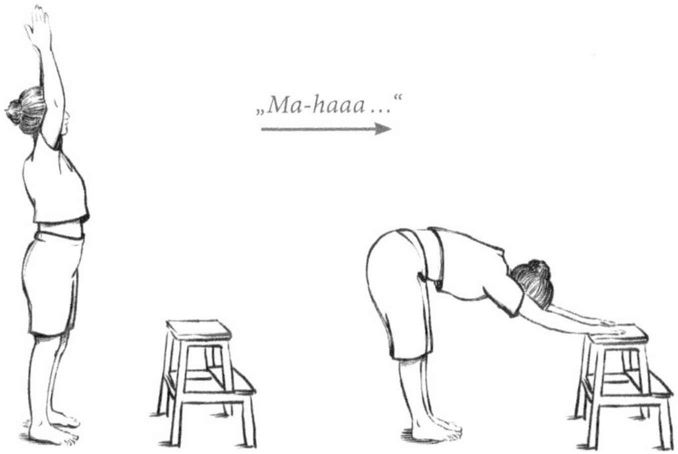

Während Sie sich langsam vorbeugen, tönen Sie in einer Tonlage, die für Sie passend ist, unentwegt „Ma-haaa …“ – wobei Sie das „a“ am Ende ausdehnen, bis die Luft aufgebraucht ist. (Das Sanskritwort „Mahaa“ bedeutet „sehr groß“.)

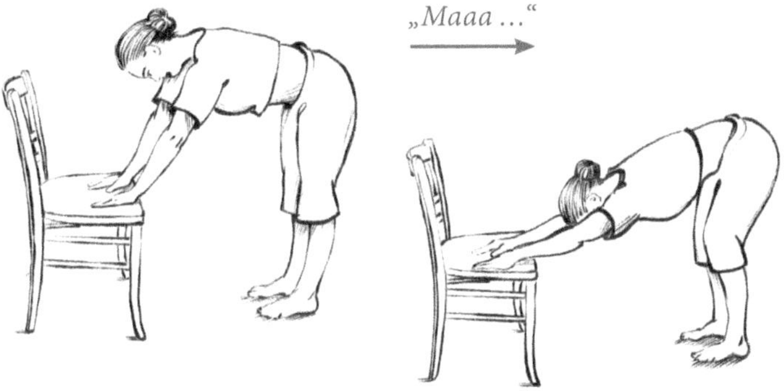

Während Sie den Rumpf und mit ihm den Kopf langsam beugen, tönen Sie in einer Tonlage, die für Sie passend ist, unentwegt „Maa …“ – und wenn Sie in der zweiten Position angekommen sind, setzen Sie den Klang solange mit „aaa…“ fort, bis die Luft aufgebraucht ist. (Das Sanskritwort „Maa“ bedeutet „Schöpfung/Mutter“, ist aber auch im Sinne einer Negation mit „nicht“ zu übersetzen.)

Ujjāyī – den Luftstrom in der Kehle bremsen

Das Wort Ujjāyī (*ausgesprochen in etwa so: „udsch-dschah-yie“*) bedeutet „die Aufwärtssiegende“ und verweist auf die Beherrschung der Kraft, die uns aufrichtet. Gemeint ist die Kraft, die zum Beispiel unsere Stimme hat, wenn wir klar und entschlossen einen Befehl aussprechen. Oder die Kraft, die uns selbst aufrichtet, wenn wir in einer stimmigen Tonlage eine Melodie singen. Durch die angenehme Resonanz in Brust und Kehle wird hierbei unser Selbstbewusstsein gefördert. Genau diese Kraft will Ujjāyī verstärken.

Doch wie üben wir Ujjāyī? Kurz gesagt bremsen wir bei der Technik den Luftstrom in der Halsgrube. Möchten wir das Geschehen genauer verorten, sollten wir uns nicht auf die Stimmbänder konzentrieren, sondern weiter unten schauen. Dort, wo die Kehle endet, liegt die Stelle, mit der wir uns verbinden. Es handelt sich nicht um einen konkreten Punkt, sondern um einen Abschnitt des Atemweges, der sich umso mehr verengt, je feiner und langsamer wir die Luft entweichen lassen. Es ist in etwa die Stelle, die wir einsetzen, wenn wir mit einer für uns sehr tiefen Stimme sprechen und dabei die tiefste Stelle der Stimmbänder und des Kehlkopfs verwenden. Wenn wir uns in diese Gegend hineinfühlen, sie im Bewusstsein halten und dort den Luftstrom bremsen, so üben wir Ujjāyī. In den Yogaschriften heißt es, dass wir dabei die Vibration zwischen Kehle und Zwerchfell spüren.[2]

Ujjāyī ist eine zentrale Atemtechnik im Yoga, da wir sie auch bei den Körperübungen, den Āsanas, einsetzen. Doch leider wird sie oft falsch verstanden und mit dem Ton verwechselt, der beim Pressen der Stimmbänder erzeugt wird. Auch musikalisch ist es nachteilig, wenn eine Sängerin oder ein Sänger die Töne herauspresst. Verkrampfungen der Halsmuskeln und Stimmbänder sowie Verspannungen in Mund und Kiefer gilt es stets zu vermeiden. Beim Singen etwa sollte die Kehle locker und weit sein, auch wenn man ganz subtil feinmotorische Partien in der Halsgegend kontrolliert. Nur dann fließt der Luftstrom gleichmäßig. So ist es auch bei Ujjāyī. Deshalb brauchen wir für diese Technik ein ebenso gutes Feingefühl, wie es Musikerinnen und Musiker haben. Ein Mensch, der versteht, wie die Stimme funktioniert, und ein Gefühl für den Klang beim Sprechen hat, kann schnell lernen, was bei Ujjāyī zu machen und was zu unterlassen ist.

Für viele Menschen ist die Übung jedoch schwierig, denn es braucht ausgeprägte feinmotorische Fähigkeiten. Ein Kind etwa kann diese rein physisch noch nicht entwickelt haben. Erst, wenn es ungefähr zehn Jahre alt ist, kann es unabhängig von der Stimme den Atem angemessen beherrschen.

2 Haṭha-Yoga-Pradīpikā, 2.51

In Verbindung mit manchen Körperpositionen ist es leichter, Ujjāyī nachzuvollziehen und durchzuführen. Deshalb ist es hilfreich, Āsanas zu üben, um die richtige Atemtechnik zu erlernen.

UJJĀYĪ IM LIEGEN

Kommen Sie in die Rückenlage, eine Hand liegt auf dem Bauch, die andere auf dem Brustkorb. Ellenbogen und Schultern sind entspannt, das Kinn ist etwas gesenkt.

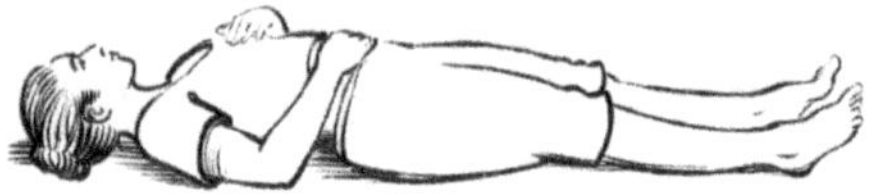

Atmen Sie jetzt leicht ein und geben Sie sich einen Moment Zeit. Dann fokussieren Sie sich auf die Kehle, spüren dorthin und atmen langsam durch die Nase aus. Während Sie die Luft in einem gleichmässigen und langsamen Strom hinausfliessen lassen, lauschen Sie dem Luftstrom. Bleiben sie konzentriert und beständig dabei, während sie hineinfühlen und hinhören. Sie werden die Bauchdecke und allmählich auch die Brustgegend schrumpfen spüren. Wenn die Ausatmung zu Ende gegangen ist, verweilen Sie wieder einen Moment, und lassen Sie die Luft dann hineinströmen. Nehmen Sie sich etwas Zeit für die Einatmung. Kommen Sie mit Ihrer Konzentration erneut zur Halsgrube, um die nächste

Ausatmung in der gleichen Weise zu zügeln. Fahren Sie für rund zehn Atemzüge fort.

Gelingt Ihnen das gefühlvolle Führen der Ausatmung, ohne sich dabei zu verspannen, üben Sie weitere zehn Atemzüge. Jetzt liegt der Fokus auf der Einatmung. Führen Sie sie so, wie Sie es eben mit der Ausatmung getan haben: Nach der Ausatmung geben Sie sich einen Moment Zeit. Dann konzentrieren Sie sich auf die Kehle, während Sie die Luft in einem gleichmäßigen und langsamen Strom hineinfließen hören. Bleiben Sie beständig dabei, während Sie hineinfühlen und hinhören. Sie werden spüren, wie sich die Brustgegend und die obere Bauchgegend allmählich weiten. Wenn die Einatmung zu Ende gegangen ist, verweilen Sie wieder einen Moment, bevor Sie mit der nächsten Ausatmung beginnen.

TEIL II

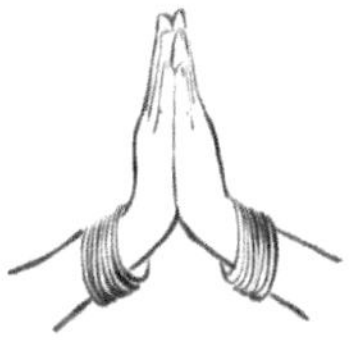

DIE KUNST DER ATEMFÜHRUNG

Der Hauch, der uns verlässt und in uns eindringt, ist durch unseren Tastsinn spürbar. Diese Empfindung des Luftflusses wird durch die Atemübungen des Yoga geschult. Dabei wollen wir nicht Macht auf die Luft ausüben, sondern sie als eine ebenbürtige Partnerin auf Augenhöhe betrachten, mit der wir uns auf ein Spiel einlassen. Dieser zweite Teil des Buches führt uns zu der spannenden Begegnung mit der Luft, unserer persönlichen Begleiterin und Beschützerin.

4
Die Verlangsamung des Atems

Im vierten Kapitel steigen wir in die Kunst des Atemführens ein. Wir lernen, wie wir die Aus- und die Einatmung fein, langsam und lang gestalten und welche Kniffe und Nuancen der Übung dabei helfen können. Wir lernen, Achtsamkeit für unseren Körper zu entwickeln und wie wir die optimale Länge des Atems erkennen. Und wir lernen die Qualität des Luftstroms kennen, die zum Leitbild für die langsame Atmung wird.

Grundgedanken des Yoga

Die Atmung ist vor allem eine unwillkürliche Körperfunktion. Wenn wir sie lenken oder gar bändigen, gilt es, äußerst achtsam zu sein, um nichts zu machen, was die Atemfunktion in ihrer grundlegenden Eigenständigkeit beeinträchtigt. Der Atemreflex, das Bedürfnis, frei zu atmen, darf nicht unterdrückt werden. Das ist schlichtweg ungesund. In der Traditionellen Indischen Medizin wird in der Unterdrückung der natürlichen Bedürfnisse des Körpersystems ein wesentlicher Grund für Erkrankungen gesehen. Da heißt es sogar, dass die wiederholte Unterdrückung des Impulses nach freier Atmung zu Darmbeschwerden, Herzkrankheiten und geistiger Verwirrung führen wird.[3] Es ist deshalb wichtig, die Körpersignale zu erkennen und ihre Warnungen zeitig zu spüren und ernst zu nehmen. Wenn wir inmitten einer Atemübung das Bedürfnis haben, frei zu atmen, sollten wir diesem Impuls unbedingt nachgehen. Wenn das öfters vorkommt, können wir das als ein Zeichen deuten, dass wir die Luft unangemessen oder zu beherrschend zügeln. Die Atmung sollte wie ein Freundschaftsspiel sein. Wir gehen mit der Luft dann richtig um, wenn der Atemfluss sowohl *lang* als auch *subtil* ist.

Die Verlangsamung des Atems ist ein Eingreifen in den organischen Bereich des Körpers. Sie ist nur ratsam, wenn es unsere Befindlichkeit zulässt und wir körperlich ausgeglichen sind. Solange der Körper unruhig oder zittrig ist, ist er nicht bereit für die Zügelung des Atems. Ein stabiler Rumpf ist eine unverzichtbare Voraussetzung dafür, dass wir den Atem lenken. Erreichen können wir das durch Körperübungen. Deshalb werden im Yoga die Āsanas als Basis für die Atemübungen angesehen.

3 Caraka Saṃhitā, 5.16

Hilfreiche Körperhaltungen

Im Yoga achten wir darauf, dass unsere Körperhaltung während der Atemübungen *stabil* und *ruhig* bleibt. Eine vorgeschriebene Position gibt es nicht, diese beiden Qualitäten sollten jedoch erfüllt sein. So ist unser Körper gut vorbereitet, wenn wir auf den Atem Einfluss nehmen.

Sie können üben, wenn …

- der Bereich um Ihr Zwerchfell entspannt ist.
- die Bauchdecke unverkrampft ist.
- Ihre Körpermitte nicht eingesunken ist, sondern leicht gestreckt.
- Ihr Nacken locker ist.

Sie sollten nicht üben, wenn …

- in der Brustgegend Atemstörungen spürbar sind.
- Sie nervlich oder emotional nicht belastbar sind.
- Sie körperlich unruhig sind.

KÖRPERHALTUNGEN FÜR ATEMÜBUNGEN

1. Gleichmäßige, lange Ausatmungen lassen sich in Verbindung mit langsamen Bewegungen, deren Abfolgen Sie auf der folgenden Seite sehen, gut trainieren:

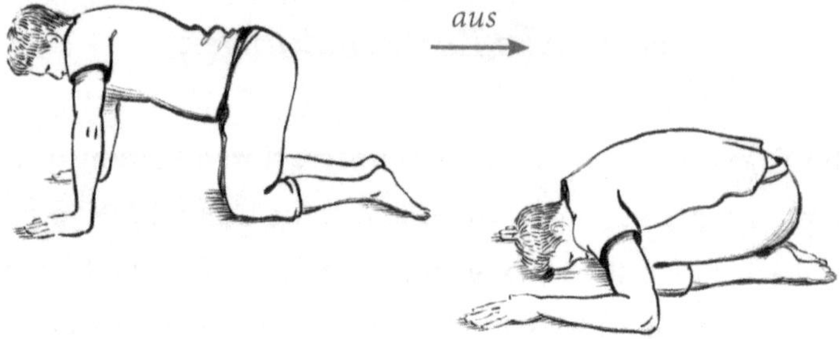

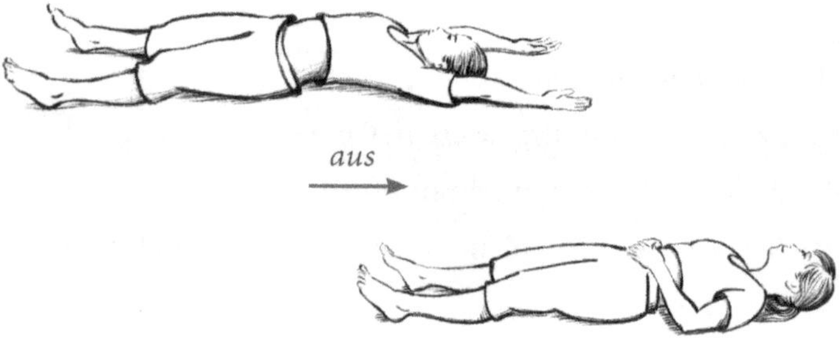

2. Ruhige, intensive Einatmungen lassen sich in Verbindung mit langsamen Bewegungen, deren Abfolgen Sie hier sehen, gut üben:

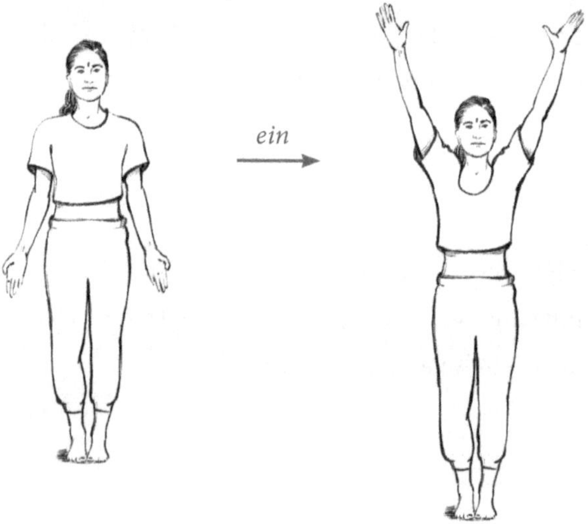

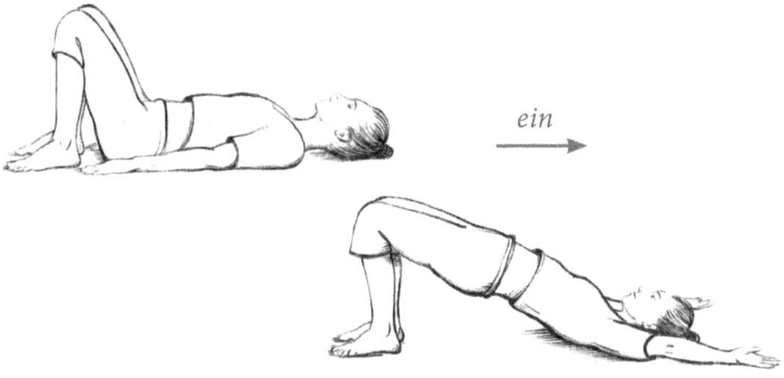

3. Für die Atemstille nach der Ausatmung sind folgende Positionen besonders hilfreich:

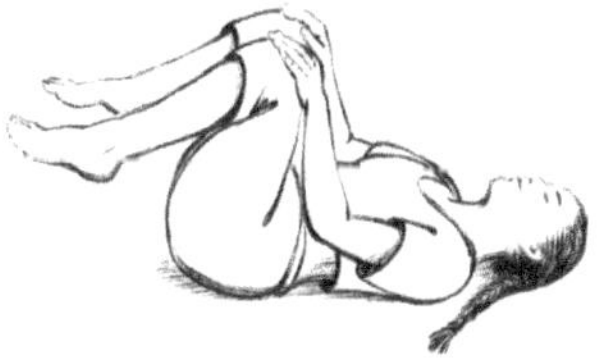

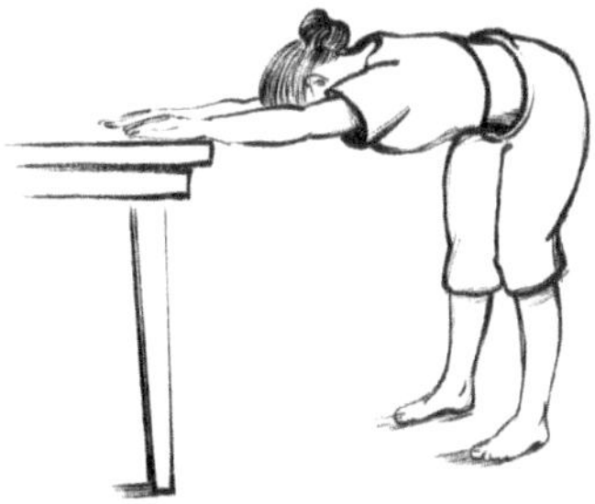

4. Und für die Atemstille nach der Einatmung sind diese Positionen besonders geeignet:

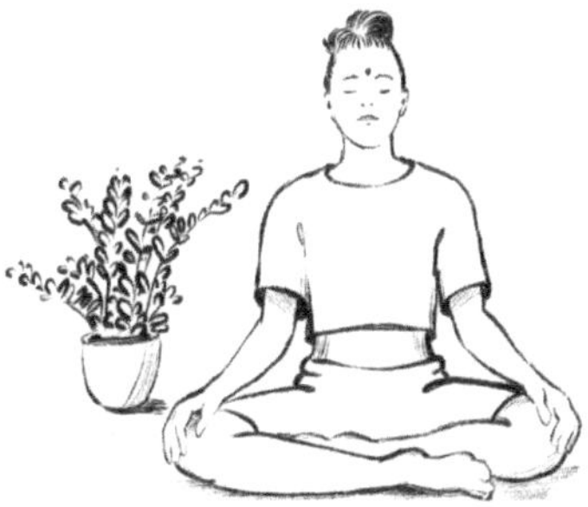

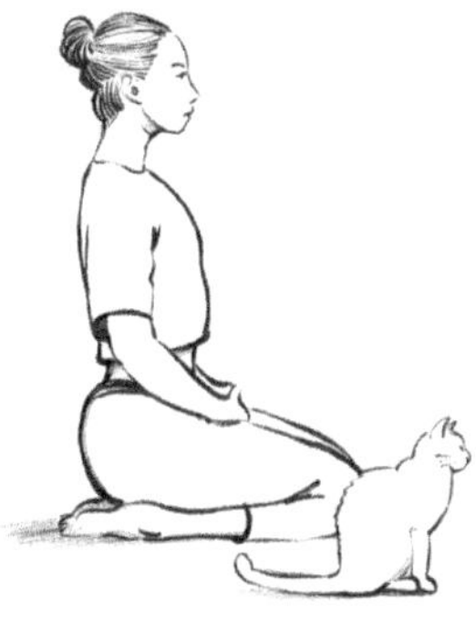

Die Technik der langsamen Ausatmung

Im zweiten Kapitel hatten wir uns bereits angeschaut, wie eine natürliche und gesunde Ausatmung abläuft. Nun geht es darum, die Ausatmung gezielt zu verlangsamen. Grundlegend für diese Technik ist das Verständnis dafür, dass es sich bei dem Atem um feinstoffliche Luft handelt. Entsprechend fein sollte unser Umgang mit ihm sein. So sollten wir die Luft auf keinen Fall langsam aus dem Körper herauspressen, sondern sie gefühlvoll in einem dünnen, gleichmäßigen Luftstrom hinausführen und achtsam im Fluss halten. Atemkontrolle wird nicht mittels Willenskraft erlangt, sondern durch Bedächtigkeit.

Um die ruhige Atemqualität zu erreichen, regulieren wir die Dichte und den Gleichklang des Luftstroms an der Kehle. Auch setzen wir damit die Bauchgegend koordiniert und behutsam ein, um langsam auszuatmen.

Werfen wir zunächst einen Blick auf den Vorgang in unserer Bauchgegend. Dazu ein Beispiel aus dem Alltag: Wenn wir uns nach vorne beugen, kontrahieren wir spontan die Bauchgegend und lassen die Atemluft entweichen. Würden wir uns jedoch langsam in Zeitlupe vorbeugen, müssten wir sowohl über die Kontraktion im Bauch als auch über die Ausatmung herrschen, um eine Muskelverkrampfung zu vermeiden. Die Bewegung müsste allmählich und fokussiert geschehen. Der Einsatz von physischer, aus dem Willen bezogener Kraft wäre dabei eine Gefahr für den Rücken. Stattdessen sollten wir uns daran orientieren, was für den Körper förderlich ist: nämlich die Bewegung langsam fließend zu gestalten und sie auf die Atmung abzustimmen. Da wir beim Vorbeugen den Atemraum komprimieren, kann dabei nur ausgeatmet werden.

Wenn wir in ähnlicher Weise in einer stillen Position die Ausatmung in Zeitlupe gestalten möchten, brauchen wir ebenfalls eine gute Führung der Bauchdecke. Darauf sollten wir unsere Konzentration richten, während wir langsam und tief ausatmen. Je langsamer wir ausatmen wollen, desto mehr sind wir gefordert, die Bauchdeckenmuskeln vom Zwerchfell bis zum Unterbauch gezielt zu kontrahieren und dabei auch die Feinmuskeln in Gegenden wie Anus und Beckenboden mit einzusetzen, sodass wir eine komplette Ausatmung erreichen. Das erfordert nicht physische Muskelkraft, sondern das feinmotorische Vermögen, die Bauchdecke gezielt zu bewegen. Das wird uns gelingen, wenn wir uns an zwei subtilen Details orientieren.

Das erste Detail ist der gleichbleibende Klang des Atemflusses. Die kontinuierliche Vibration der Luft in Kehle und Brust führt zu einer Resonanz, die wir als Klang wahrnehmen. Begleiten wir die Atmung mit dem Gehör, können wir uns um einen ruhigen, gleichbleibenden Klang bemühen. Dieser wird für uns zu einem Beweis, dass auch die Bauchdeckenbewegung beständig ist. Das zweite Detail ist die gleichmäßige Strömung in der Kehle. Die Verengung des Atemweges erzeugt eine feine Reibung durch die Luft, die wir als eine taktile Empfindung kontinuierlich wahrnehmen.

Diese beiden Signale sind für die Atemkontrolle von großer Bedeutung. Sie verhindern, dass wir die Luft auf eine grobe Art und Weise lenken, die unserem Atembedürfnis nicht gerecht wird. DENN NICHT DIE WILLENSKRAFT SOLLTE ENTSCHEIDEN, WIE WIR DIE LUFT FÜHREN. ES IST DIE KONSTANTE BEGLEITUNG DER ATMUNG DURCH GEDANKEN UND EMPFINDUNGEN, DIE DAFÜR SORGT, DASS DER ATEM LANGSAM UND GLEICHMÄSSIG FLIESST. Nur so können wir uns sicher sein, dass wir die Atemqualität nicht nachteilig beeinflussen. Schließlich kann eine aus Eifer und ohne Rücksicht auf die Körper-, Atem- oder Sinnessignale ausgeübte Atemkontrolle die Atmung schädigen. Hier ist größte Achtsamkeit geboten.

DIE LANGSAME UND VOLLSTÄNDIGE AUSATMUNG

1. Nachdem Sie eingeatmet haben, spüren Sie zur Kehle hin, halten Sie den Luftweg schmal und bereiten Sie sich innerlich auf eine feine Ausatmung durch die Nase vor.
2. Fokussieren Sie sich auf den Bereich des Nabels und ziehen Sie die Bauchdecke langsam nach innen, während Sie die Kehle minimal verengen und die Luft ganz langsam hinausfließen lassen. Achten Sie dabei darauf, dass

der Luftstrom durch Kehle und Nase in Einklang bleibt mit der Bewegung der Bauchdecke.

3 Hören Sie auf den gleichmäßigen, ruhigen Klang, den die Vibration der Luft erzeugt.

4. Während der Bauch immer weiter zurückgeht, senkt sich auch der Brustkorb. Die Luft entweicht aus der Lunge, der obere Atemraum wird zunehmend leerer und kleiner. Schließlich entsteht das Gefühl einer angenehmen Leere.

Diese verlangsamte Ausatmung können Sie in drei Phasen immer intensiver werden lassen:

Phase 1: Konzentrieren Sie sich auf den Nabel und behalten Sie ihn im Zentrum Ihrer Aufmerksamkeit, während Sie langsam ausatmen. Dabei bewegt sich die Nabelgegend in dem Tempo zurück, mit dem die Luft Kehle und Nase verlässt. Können Sie mehrere Ausatmungen in dieser Weise führen, gehen Sie zu Phase 2 über.

Phase 2: Auch hier ist der Nabel Mittelpunkt und Achse. Von ihm aus kontrahieren Sie die Bauchdecke kreisförmig, bis der gesamte Bereich des Bauches involviert ist. Vergewissern Sie sich mithilfe des ruhigen, sanften Klangs in Ihrer Kehle, dass die Bewegungen von Luftstrom und Bauchdecke aufeinander abgestimmt sind. Wenn das mehrere Atemzüge hintereinander gut klappt, kommen Sie zu Phase 3.

Phase 3: Halten Sie nach der Einatmung zunächst die gesamte Bauchgegend angespannt und fangen Sie an auszuatmen, als würden Sie mit dem Kontrahieren am unteren Bauchende, am Beckenboden, damit beginnen. Gehen Sie im Verlauf der Ausatmung Stufe um Stufe nach oben und kontrahieren Sie nacheinander den Unterbauch, den mittleren Bauch und den Oberbauch. Geben Sie auch dem Brustkorb Zeit, sich zu senken, bis die Luft gänzlich ausgeatmet ist. Achten Sie wieder auf den Klang und auf den gleichmäßigen Luftstrom in der Kehle.

Die Technik der langsamen Einatmung

Wann immer wir die Einatmung üben, sollte eine ruhige, langsame Ausatmung als Voraussetzung vorhanden sein. Nach einer unruhigen oder qualitativ mäßigen Ausatmung ist es nicht ratsam, die Einatmung zu beeinflussen. Das würde die Grundatmung nur unnötig unter Stress setzen und sich weder auf die angestrebte Vertiefung der Atmung noch auf die Gesundheit positiv auswirken.

Ist unsere Ausatmung ruhig und langsam, können wir uns der Einatmung zuwenden. Lassen Sie uns den Ausgangspunkt betrachten, von dem aus wir die langsame Einatmung beginnen. Zunächst müssen wir uns auf eine andere Art von Aktivität einstellen als bei der Ausatmung. Der Körper wird sich die Luft auf natürliche Weise holen, da wir intensiv ausgeatmet haben. Wir müssen also lediglich den einströmenden Atemfluss drosseln.

Ausatmend hatten wir uns vor allem auf den Bauchbereich konzentriert, erst am Ende lag unser Fokus auf dem oberen Atemraum. Hier sind wir nun mit unserer Aufmerksamkeit, wenn wir einatmen und unseren Brustbereich allmählich ausdehnen. Ausgehend vom Brustbein lassen wir eine stetige Expansion zu, bis sich in uns ein Gefühl der Fülle einstellt. Am Ende der Einatmung sind nicht nur die Lungen geweitet, auch spüren wir die Ausdehnung im Oberbauch, an den unteren Rippen und den Flanken, an Schultern und Schlüsselbeinen, an Hals und Nacken.

Der Brustraum steht bei der Einatmung im Mittelpunkt. Dennoch sind es die Bauchmuskeln, aus denen wir die Kraft nehmen, um den Luftstrom zu bremsen. Es ist die Bauchdecke, die wir geschickt beherrschen müssen, um die Luft nur langsam in uns hineinfließen zu lassen. Wir weiten den Bauch zwar nicht bewusst, aber wir passen auf, dass er nicht zu schnell die Kontraktion verliert, die am Ende der Ausatmung erreicht wurde.

Auch bei der Einatmung ist die Wahrnehmung des Klangs wichtig, den der Atemfluss erzeugt. Erzwingen sollten wir das Geräusch aber auf keinen Fall. Stattdessen gilt es, sich dem Luftfluss hinzugeben, sodass er hörbar wird, und darauf zu achten, dass der Ton nicht stockend, sondern ruhig und gleichmäßig klingt.

DIE LANGSAME UND VOLLSTÄNDIGE EINATMUNG

1. Nachdem Sie ausgeatmet haben, lassen Sie sich auf die Empfindung in der Kehle ein. Halten Sie den Atemweg schmal und bereiten Sie sich auf einen feinen Luftstrom vor, der durch die Nase in Sie hineinfließen wird.
2. Fokussiere Sie sich nun auf Ihr Brustbein, die Bauchdecke wird sacht gehalten. Lassen Sie jetzt langsam die Einatmung und die einhergehende Ausdehnung des Brustbereichs zu. Der Luftstrom durch Nase und Kehle sollte mit der Bewegung des Brustkorbs in Einklang sein.
3. Achten Sie darauf, dass der Luftstrom einen gleichmäßigen, ruhigen Klang erzeugt.
4. Bleiben Sie geduldig dabei, während sich der gesamte Brustbereich weitet, bis ein Gefühl der Atemfülle entsteht.

Diese verlangsamte Einatmung können Sie in drei Phasen immer intensiver werden lassen:

Phase 1: Konzentrieren Sie sich einatmend auf das Brustbein. Bei diesem Fokus bleiben Sie, während Sie die Luft langsam in sich hineinfließen lassen. Die Brustgegend bis etwa zum Nabel weitet sich gleichmäßig. Können Sie mehrere Einatmungen in dieser Weise führen, gehen Sie zu Phase 2 über.

Phase 2: Auch hier ist das Brustbein im Zentrum Ihrer Aufmerksamkeit. Von ihm aus dehnt sich der Brustraum kreisförmig aus, bis Sie den gesamten Bereich einschließlich der Flanken, der unteren Rippen und des Oberbauchs geweitet haben. Vergewissern Sie sich mithilfe des ruhigen, sanften Klangs Ihres Atems, dass die Bewegungen von Luftstrom und Brustkorb aufeinander abgestimmt sind. Wenn das mehrere Atemzüge hintereinander gut klappt, kommen Sie zu Phase 3.

Phase 3: Hier halten Sie zunächst inne, nachdem Sie ausgeatmet haben und der Atemraum kontrahiert ist. Nun lassen Sie die Einatmung kommen, kontrollieren dabei aber bewusst das Einfließen der Luft. Die Bauchdecke hilft Ihnen dabei. Von oben nach unten weitet sich der Atemraum – spüren Sie die Ausdehnung, die sich allmählich entfaltet, bei den Schlüsselbeinen, von den oberen bis zu den unteren Rippen, bei den Flanken und dem Oberbauch. Die Luft bekommt immer mehr Raum. Warten Sie geduldig, bis die Fülle spürbar wird. Die Nackengegend ist dabei entspannt. Auch hier achten Sie wieder auf den Klang des Atems und auf den gleichmäßigen Luftstrom in der Kehle.

5
Die Zäsuren beim Atmen

Den Atem so zu beherrschen, dass der Luftfluss nach der Aus- und der Einatmung gestoppt und es in uns still wird, ist die große Besonderheit des Yoga. Wir greifen damit zwar tief in die Physis des Körpers ein, als Menschen, die einen ausgeprägten Eigenwillen in sich tragen, ist es für uns jedoch möglich, den Atem auf eine angemessene und nicht vom Ehrgeiz gelenkte Weise auszusetzen. Auf den folgenden Seiten lernen wir Schritt für Schritt, wie wir den Atem mit leerer Lunge am Ende der Ausatmung und mit voller Lunge am Ende der Einatmung halten können.

Die Atemstille üben

Den Luftfluss zu stoppen und den Atem still zu halten, wird von vielen Atemschulen abgelehnt. Im Yoga hingegen wurde diese Praktik über Jahrtausende kultiviert und dabei als ein wichtiger Höhepunkt der Atemschulung gepflegt. Voraussetzung ist, dass wir keinerlei Atembeschwerden haben und die Aus- und Einatmung langsam führen können. Vor allem aber verlangt sie, dass die Qualität der Ausatmung infolge der vorübergehenden Einstellung des Atmens nicht leidet. Wer dieser subtilen Vertiefung Achtsamkeit entgegenbringt, kann mithilfe einer guten Schulung üben, Zäsuren im Atemprozess zu setzen. Das Ziel ist nicht, ein Können zu entwickeln, sondern eine stabile Beziehung zu der Luft, die wir atmen. Es geht darum, den Atem neu zu betrachten. Und schrittweise vorzugehen, hilft uns dabei.

Zunächst gilt es, unseren Fokus zu bestimmen. Worauf konzentrieren wir uns während dieser Zäsur? Der physische Mittelpunkt der Atmung ist das Zwerchfell. Dort hat der Atem seinen Anfang und sein Ende, und dorthin geht auch unsere Aufmerksamkeit, wenn wir im Anschluss an Aus- oder Einatmung den Luftstrom halten.

Somit haben wir es mit drei wichtigen Fokusgegenden zu tun: mit dem Bauch bei der Ausatmung, mit der Brust bei der Einatmung und mit dem Zwerchfell, während wir den Atem nach der Aus- oder der Einatmung stillhalten.

Wenn wir intensiv und vollständig ausgeatmet und unsere Muskeln vom Beckenboden aus bis hin zum Zwerchfell kontrahiert haben, nutzen wir nicht etwa den Beckenboden, den Bauch, den Kiefer, die Nasenflügel oder die Lippen, um zu verhindern, dass neue Luft in uns hineinströmt. Nein, unsere Bauchmuskeln bleiben zwar kontrahiert, aber wir verweilen still. Mit unserem Bewusstsein sind wir beim Zwerchfell und spüren, welche Signale es uns sendet. Denn das Zwerchfell vermittelt uns, wie intensiv und wie lange wir den Atem unterbrechen sollen und können, sodass es für unseren Körper stimmig ist.

Auch in der Atemfülle am Ende der Einatmung ist das Zwerchfell der Bereich, auf den wir uns konzentrieren. Hier darf die Spannung nicht zu groß sein, wir sollten gut auf seine Reaktionen eingehen können. Wenn sich das Zwerchfell gegen das Stillhalten der Luft wehrt und sich Nacken, Brust oder Bauch nachteilig verspannen, müssen wir die Ausatmung zulassen. Dagegen anzukämpfen wäre eine Unterdrückung der Atmung, mit der wir sie in Unruhe versetzen würden.

Die Atemleere und die Atemfülle neigen jeweils dazu, unsere Aufmerksamkeit zu einer anderen Stelle des Zwerchfells zu lenken. Nach der Ausatmung sind wir gefordert, mehr die Mitte des Zwerchfells zu spüren und nach der Einatmung eher seine Flanken.

Ob nach der Ausatmung oder nach der Einatmung, das Aussetzen des Atmens erfordert ein die Sinne einbeziehendes Bewusstsein für das Zwerchfell, ein Stillhalten der Gedanken und Hingabe gegenüber der Atmung.

DIE ATEMSTILLE MIT LEEREN LUNGEN

1. Nachdem Sie ausgeatmet haben, halten Sie den Bauch still und die Gegend der Kehle gelöst. Entspannen Sie Ihre Gesichtsmuskeln und fokussieren Sie sich auf die Stille des Zwerchfells.
2. Geben Sie sich dem Gefühl der Leere hin!
3. Sobald Sie Spannungen im Bereich des Nackens, der Schultern oder des Kiefergelenks spüren, machen Sie sich bereit, das Festhalten zu beenden und die Einatmung zuzulassen.

DIE ATEMSTILLE MIT VOLLEN LUNGEN

1. Nachdem Sie eingeatmet haben, halten Sie die Bauchgegend ruhig, spüren Sie die Weite in Brust, Nacken, Schultern und Gesichtsmuskeln und fokussieren Sie sich geduldig auf die Stille des Zwerchfells.
2. Geben Sie sich dem Gefühl der Weite hin!
3. Sobald Sie Spannungen im Bereich des Bauches, des Nackens, der Schultern oder des Kiefergelenks wahrnehmen, lassen Sie zu, dass die Ausatmung beginnt und die Luft langsam hinausfließt.

6
Die Verfeinerung des Atems

Mit dem Atem zu üben ist wie das Üben mit Tönen. Es kann immer weiter verfeinert werden – bis hin zu einem idealen Fluss, der in uns das Gefühl der Sättigung und des Glücks entstehen lässt. Wir haben in den beiden vorherigen Kapiteln gelernt, die Atmung zu verlangsamen und auszudehnen. In diesem sechsten Kapitel geht es nun darum, die Atemführung noch mehr zu verfeinern und vollständiger aus- und einzuatmen. Wir lernen, wie wir uns der Luft zuwenden können, um einen steten, langen Atemstrom zu halten. Auch kommen wir zu der zentralsten Atemtechnik des Yoga. Sie heißt Nāḍīśodhana Prāṇāyāma und ist seit jeher ein Sinnbild des Yogas.

Nāḍīśodhana – den Luftstrom in der Nase bremsen

Das Wort Nāḍīśuddhi, von dem die Bezeichnung der Atemtechnik Nāḍīśodhana Prāṇāyāma (*ausgesprochen in etwa so: „nahdie-schohdhana“*) abgeleitet wird, bedeutet „die Energiebahnen Reinigende“. Es verweist auf die Reinigung verschiedener Bahnen in unserem Körper, durch die Grob- und Feinstoffliches fließt. Zum einen sind damit die Bahnen gemeint, durch die die aufzunehmenden, die zu erhaltenden und die auszuscheidenden Stoffe des Körpers fließen. Zum anderen geht es um die Bahnen, durch die und entlang derer sich Wärme sowie alle Reflexe und Informationen bewegen und die deshalb als Bahnen für feinstoffliche Energien bezeichnet werden. Durch die Atemtechnik Nāḍīśodhana Prāṇāyāma werden all diese Bahnen, auch Nāḍīs genannt, von Blockaden befreit, sodass die Körperfunktionen optimal ablaufen können.

Im Yoga ist Nāḍīśodhana Prāṇāyāma sowohl die Grundatemtechnik, an der sich messen lässt, wie gut wir mit der Luft umzugehen wissen, als auch eine krönende Übung, die uns Wohlbefinden beschert und in die Stille führt. Bei ihr stehen zwei Nāḍīs im Mittelpunkt, die Einfluss auf alle anderen Nāḍīs im Körper haben. Beide entspringen am unteren Ende der Wirbelsäule, die eine mündet jedoch in den rechten Nasenflügel und die andere in den linken. Bei der Übung lassen wir die Luft, während sie durch die Nase fließt, gleichmäßig vibrieren, sodass diese feinen Schwingungen durch die Nāḍīs weitergeleitet werden. Und indem wir beide Nasenflügel benutzen, können wir die Energiebahnen im Körper symmetrisch und optimal erfassen.

Für die Übung nehmen wir zunächst eine aufrechte Körperhaltung ein. Nun verschließen wir mit den Fingern abwechselnd die Nasenflügel, um die Luft gezielt aus- und einfließen zu lassen. Während wir ein Nasenloch sachte verschlossen halten, sodass keine Luft hindurch kann, verschließen wir das andere nur ein wenig und lassen hier die Luft langsam und kontrolliert aus- und einströmen. So können wir den Atem behutsam lenken und den Luftstrom verfeinern.

Die Nasenflügel bieten jeweils eine ganze Fläche für das Verschließen; da gilt es, die richtige Stelle und den richtigen Druck zu finden. So wie die Spielerin oder der Spieler eines Blasinstruments den richtigen Druck und die richtige Stelle finden muss, um die Luft zum Vibrieren zu bringen und einen guten Ton zu erzeugen.

Dazu gehört, dass wir beim Verschließen der Nasenflügel weder zu wenig Druck ausüben noch unnötig viel Kraft aufwenden. Auch sollten wir Schultern, Nacken sowie den angehobenen Arm nicht verkrampfen und trotz der einseitigen Verwendung der Hand Kopf und Nacken mittig halten.

Wie bei allen Atemübungen ist die Qualität der Ausatmung entscheidend. Wir beeinflussen die Einatmung nur dann, wenn die Ausatmung ruhig geflossen ist. Die Intensität und die Vollständigkeit der Ausatmung geben den Rahmen vor, innerhalb dessen die Einatmung gehalten wird. ERST WENN WIR GELERNT HABEN, LANGSAM AUSZUATMEN, SOLLTEN WIR VERSUCHEN, LANGSAM EINZUATMEN.

NĀḌĪŚODHANA PRĀṆĀYĀMA

1. Um in der tradierten Weise zu üben, verschließen Sie mit dem Daumen die rechte Seite. Die linke Seite verschließen Sie partiell mit dem Ringfinger und dem kleinen Finger, sodass Sie den Druck variieren und den Luftstrom optimal gestalten können. Das eine Nasenloch ist geschlossen, während das andere wie ein Ventil angepasst wird. Atmen Sie langsam aus und achten Sie darauf, den Atemweg so zu schmälern, dass die Luft fein und langsam fließen kann. Das erzeugt einen sanften, ruhigen Ton. Klang ist nichts anderes als Vibration. SIE HABEN DANN DIE RICHTIGE VIBRATION HERVORGEBRACHT, WENN DER DURCH DIE LUFTBEWEGUNG ENTSTANDENE TON KONSTANT UND DIE REIBUNG IM NASENFLÜGEL GLEICHMÄSSIG BLEIBT.

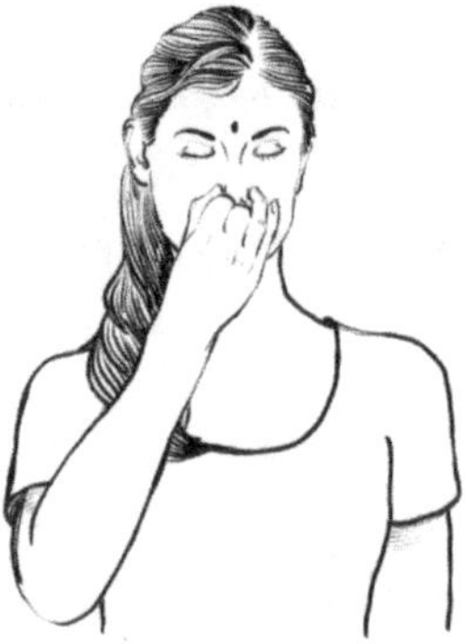

2. Diese Übungsweise gilt sowohl für die Ausatmung als auch für die Einatmung. Nachdem Sie ausgeatmet haben, bleiben Sie mit den Fingern an derselben Stelle, und las-

sen Sie die Luft nun durch die linke Nasenseite langsam hineinfließen. Wieder sollten Sie dabei den Druck der Finger behutsam anpassen.

3. Bevor Sie mit der nächsten Ausatmung beginnen, verlagern Sie den Druck: Mit Ringfinger und kleinem Finger verschließen Sie jetzt die linke Seite, während Sie mit dem Daumen sanft über den Ausatemfluss durch die rechte Nasenseite herrschen. Wenn Sie durch diese Seite erst aus- und dann auch wieder eingeatmet haben, verschließen Sie erneut mit dem Daumen die rechte Seite und atmen links aus. Sie wechseln die Nasenseite also immer nach der Ausatmung: Sie atmen erst durch die eine Seite aus und ein, dann durch die andere. Aufgrund dieses Wechsels wird die Übung auch als *Wechselatmung* bezeichnet.

Die folgenden Bilder zeigen, wie wir mit dem Verschließen des rechten und des linken Nasenflügels beginnen können. Die dargestellten konventionellen Fingerpositionen sind kein Muss, auch können wir die Hände abwechselnd verwenden.

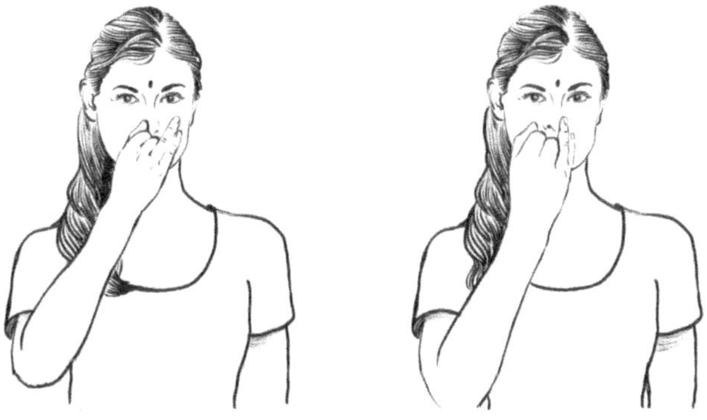

Im Yoga ist es eine Selbstverständlichkeit: Ein Atemzug besteht aus einer Ausatmung und einer Einatmung. Das entspricht der Physiologie des Atems. Insofern ist es sehr wichtig, dass der Wechsel der Nasenseite immer vor Beginn der nächsten Ausatmung stattfindet. Dabei ist nicht erheblich, mit welcher Seite wir beginnen, aber bedeutend, dass wir beide Nasenseiten im Wechsel benutzen. Unerheblich ist auch, welche Hand oder welche Finger wir verwenden, entscheidend ist vor allen, ob wir der Luft mit „Fingerspitzengefühl" begegnen.

Bei Ujjāyī zügeln wir den Luftstrom in der Kehle. Bei Nāḍīśodhana Prāṇāyāma wird er in den Nasenflügeln zum Gegenstand der Betrachtung. Da wir dort seine Qualität deutlicher fühlen und besser anpassen können, erlaubt uns die Atemtechnik, die Luft noch achtsamer zu bremsen. So wird eine intensive Verfeinerung der Atmung möglich.

Die Empfindsamkeit gegenüber der Luft

Die Verfeinerung des Atemflusses ist keineswegs eine körpertechnische Fertigkeit. Vielmehr bestimmt die Empfindsamkeit gegenüber der Luft und die konstante Begleitung des Luftstroms durch die Wahrnehmung, ob sich eine solche Subtilität ergibt.

Wie erreichen wir einen optimal feinen und langsamen Luftfluss, während wir ihn an der Kehle oder am Nasenflügel zügeln? Wir stellen uns das Fließen von Öl vor. Wenn eine kleine Ölmenge lange fließen soll, muss der Fluss, den wir beim Gießen erzeugen, möglichst dünn und dabei noch gleichbleibend sein. Ähnliches gilt für den Fluss von Luft. Der Luftstrom, den wir in den Nasenflügeln oder in der Kehle spüren, muss für die Dauer der Aus- oder der Einatmung lang, dünn, subtil, konstant und unverändert bleiben. Je länger wir einen solch feinen Fluss erhalten, desto freundlicher und gewaltfreier gehen wir mit der Luft um. Das wird auch dazu beitragen, dass wir beim Üben viele Atemzüge hintereinander lenken können, ohne das Bedürfnis zu verspüren, zwischendurch normal zu atmen.

Wir gehen einen Schritt weiter und stellen uns das Umgießen von Öl aus einer Flasche in eine andere vor. Damit wir keinen Tropfen des kostbaren Öls verlieren, müssen wir langsam gießen und dafür sorgen, dass der Strahl möglichst dünn bleibt. Wir sind gefordert, das Öl so zu gießen, als würden wir es in eine Flasche mit einem schmalen Hals hineinschütten wollen. Das hinzubekommen, ist eine große Aufgabe für den Geist. Denn nicht nur die Neigung der Flasche und die Ruhe der Hand, die die Flasche hält, werden darüber entscheiden, wie gleichmäßig und langsam das Öl fließt. Noch wichtiger ist die Ruhe des Geistes. Sie bestimmt, ob der Strahl ohne Unterbrechung und Veränderung bestehen bleibt. Dafür müssen wir die gesamte Zeit über bei dem Faden sein, den das Öl zieht. Wir müssen ihn buchstäblich mit unseren Augen und allen Sinnen begleiten – einerseits bewusst, andererseits gelassen.

So können wir uns auch verhalten, wenn wir die Luftbewegungen bei der Aus- oder der Einatmung genauestens kontrollieren wollen. Das wird uns nicht nur dabei helfen, die Atemlänge möglichst weit auszudehnen und einen langen, gleichbleibenden Luftstrom zu erzeugen, sondern auch zu einer Kontinuität und Konzentration des Gedankenflusses, des Geistes beitragen.

Der erste Moment der Aus- und Einatmung

Der Beginn von Aus- oder Einatmung ist für die Verlängerung des Atems von großer Bedeutung. Soll der Atemfluss möglichst langsam und fein werden, so müssen wir ihn auch völlig ruhig beginnen lassen. Durch einen ruckartigen Anfang würden wir viel Luft verlieren, die wir für die Verlangsamung brauchen.

Stellen Sie sich einen schweren Zug vor, der am Hang steht und losfahren soll. Wie muss er gesteuert werden? Und wie kann man verhindern, dass er selbstständig ins Rollen kommt? Muss er nicht mit Kraft einerseits und Bedacht andererseits in Gang gesetzt werden? Unabhängig davon, ob der Zug den Hang hinunter- oder hinauffahren soll: Es wird viel Mühe kosten, ihn so in Bewegung zu setzen, dass es weder einen beunruhigenden Ruck noch einen unnötigen Energieverlust gibt.

Ähnlich verhält es sich mit der Atmung. Im ersten Moment der Luftbewegung droht, dass wir zu viel Luft in Bewegung setzen und dabei Reserven verlieren, mit denen wir eine wesentlich längere Atmung erlangen könnten. Wollen wir dafür sorgen, dass der Luftfluss vom ersten Moment an ruhig fließt, müssen wir auch hier mit Kraft und Bedacht vorgehen – unabhängig davon, ob wir mit der Aus- oder Einatmung beginnen.

Um zu dem Bild des Öls zurückzukehren: In dem ersten Moment, in dem die Flasche die richtige Neigung bekommt, sodass das Öl zu fließen beginnt, müssen wir besonders achtsam sein. Nur dann haben wir die Chance, vom ersten Augenblick an einen dünnen Ölstrahl zu erzeugen. Wir müssen die Kippbewegung so behutsam und sorgfältig beginnen lassen, dass auch die ersten Tropfen nicht verloren gehen. Ansonsten würden wir gleich sehr viel Öl verlieren.

So ist es auch mit der Atmung: Wenn am Anfang zu viel Luft fließt, wird der Atem aufgrund der ersten Sekunde insgesamt um mehrere Sekunden kürzer. Es ist die Achtsamkeit während dieses ersten Moments, die darüber entscheidet, ob der Atem gefühlvoll und langsam zu fliessen beginnt. Und diese Achtsamkeit hat viel mehr mit der Kontrolle über den Geist als mit der über den Atem zu tun. Es ist ähnlich wie bei Musizierenden, wenn sie ein Stück neu beginnen. Die Haltung des Geistes muss auch hier schon im ersten Moment gegeben sein.

Ob es nun um die Ausatmung oder um die Einatmung geht, ein solch bewusst geführtes Ansetzen ist unentbehrlich. So erreichen wir die Gemächlichkeit, die eine gute Atemführung auszeichnet. Sie hängt selbstverständlich auch davon ab, wie wir die erste Luftbewegung an der Kehle oder am Nasenflügel zügeln oder wie wir mit der Kontraktion der Bauchdecke beginnen. Insgesamt ist es aber weniger eine technische Fähigkeit, sondern mehr ein Beginnen aus der Ruhe heraus.

Diese Art von Feingefühl hat viel mit Zuversicht zu tun. Wenn uns jemand beim Gießen des Öls zweifelnd zusehen würde, wäre es gewiss schwierig, es richtig zu machen. Es sei denn, Zuversicht wäre da. Ruhe und Zuversicht sind Qualitäten des Geistes. Und sie sind vorhanden in der Stille, aus der heraus wir die Aus- oder die Einatmung beginnen sollten. Deshalb ist es ein wichtiger Teil der tiefen, ruhigen Atemtechnik, in einem Moment der Stille den Entschluss zu fassen und dann erst mit der Bewegung der Luft zu beginnen. In diesem Sinn geht jeder Aus- oder Einatmung ein Moment der Stille voraus, in welchem sich der Geist darauf vorbereitet, die Luft sanft ins Rollen zu bringen.

Der letzte Moment der Aus- und Einatmung

Wie man beginnt, hat auch damit zu tun, wie man endet. Wenn wir kostbares Öl von einer Flasche in eine andere gießen, dann möchten wir definitiv nicht, dass am Ende Öl an der Außenwand der Flasche hinabrinnt. Wir möchten fast in Zeitlupe enden, sodass nichts daneben geht. Das verlangt von uns, auch am Ende ganz ruhig und still zu sein. Bei der Aus- und bei der Einatmung ist es ebenso.

Die Beendigung der Ausatmung braucht Zeit, weil danach etwas Neues kommt – nämlich die Einatmung, die uns eine gegensätzliche Einstellung abverlangt. Sie erfordert einen Übergang; und hier kommen die kleinen Pausen ins Spiel, die als Wendepunkte den Atem im Fluss halten. Denn die verlangsamte Ausatmung führt nicht direkt in die Einatmung, sondern in eine Zäsur, in die Stille, die sich inmitten der Luftleere befindet. Auch wenn es nur ein Moment ist, eine halbe Sekunde vielleicht, so ist diese Pause sowohl für den Geist als auch für den Atem notwendig.

Genau der gleiche Übergang veredelt auch das Ende der Einatmung. Am Ende einer sachte begonnenen und achtsam geführten Einatmung kommt der Höhepunkt, der Zeit beansprucht: In der Zäsur, die da gesetzt wird, befindet sich – inmitten der Fülle des Atems – die Stille. Erst aus diesem Nichts heraus kann die nächste Ausatmung bedächtig begonnen werden.

Am Ende der Einatmung wartet der befreiende Moment, in dem wir in die Weite hineingelangen und in ihr verschwinden können. Am Ende der Ausatmung finden wir den stillen Moment, in dem wir in die Leere hinabtauchen und in ihr verschwinden können. Das sind äußerst wichtige Details, wenn es darum geht, möglichst langsam, fein und intensiv aus- und einzuatmen. Sie werden uns helfen, den Geist auf die Meditation vorzubereiten.

7
Die Berührung der Seele

Der Atem ist eine physiologische Funktion mit einem natürlichen Ablauf. Man darf nicht in ihren Ablauf eingreifen oder ihn willkürlich beherrschen, meinen Kritiker der Atemübungen. Atemübungen sind eine Notwendigkeit, meint Yoga. Emotionale Reaktionen wirken auf teilweise schädliche und unvorhersehbare Weise auf den Atem ein. Anhaltende Ängste, Sorgen oder Wut können sogar zum Atemkollaps führen. Um unbewusst und ungewollt angewöhntes Fehlverhalten des Atems zu korrigieren, sind Atemübungen unverzichtbar. In diesem Kapitel gehen wir auf die spezifische Übung ein, die unsere emotionale Schwachstelle berührt.

Der Atem im Spiegel der Angst

Die Angst spielt eine zentrale Rolle in unserem Leben: Angst, geboren zu werden, Angst zu sterben, Angst vor dem Leben dazwischen. Was ist der physisch wichtigste Moment, in dem sich diese Angst leibhaftig widerspiegelt? Es ist der Moment, in dem wir das Gefühl haben, keine Luft zu bekommen. Er setzt immer dann ein, wenn wir Angst haben – auch wenn diese Angst nicht direkt mit der Atmung zu tun hat. Angst ruft immer ein Gefühl der Atemnot hervor. Keine Luft zu bekommen, ist ein physisch beängstigender Zustand. Wer lernt, die Atemnot als einen erlebbaren Moment in der Atmung zu erdulden, lernt auch, diese Angst zu erkennen und ihr zu begegnen.

In „luftleeren" Momenten zu verweilen, ohne die Entbehrung der Luft als Not zu erleben, wappnet uns gegen die Angst und schult uns darin, die Angst einzuordnen. Leer von Luft zu werden und bereit zu sein, für eine ganze Weile keine Luft zu holen, in der Leere bleibend still zu werden und zu akzeptieren, dass man für einige Momente keine Luft hat, ist eine intensive Art und Weise, diesem Angstmoment nachzuempfinden.

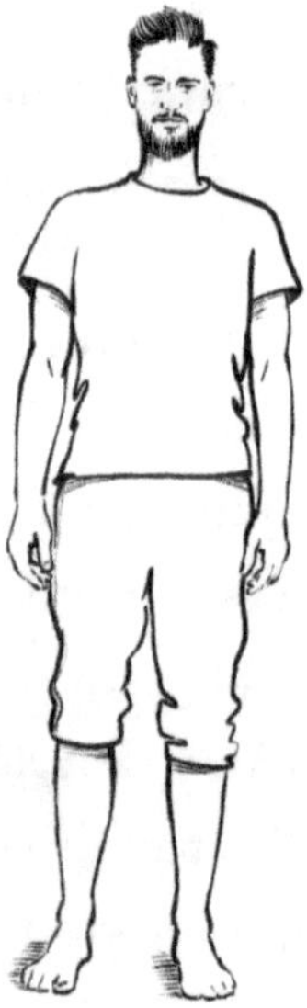

Solch eine leibliche Schulung des Umgangs mit der Angst ist immens wichtig, wenn wir die Vernunft nicht verlieren wollen, denn Angst führt dazu, dass wir mit der Luft äußerst unvernünftig umgehen. Der Spruch „Angst ist ein schlechter Ratgeber" meint genau das.

Haben wir Angst, kommt es zu den denkbar schlechtesten Reaktionen, wir ziehen die denkbar schlechtesten Schlüsse und treffen die denkbar schlechtesten Entscheidungen. Angst befördert geistige Unklarheit und lässt uns Sachen machen, die wir in einem vernünftigen Moment nicht machen würden. Und: Angst ruft Atemnot hervor. Sie führt dazu, dass wir das Zwerchfell anspannen und der Luft damit die Möglichkeit nehmen, sich zu bewegen. Verbinden wir uns in dieser Atemnot irrational oder panisch mit dem Gefühl „Ich kriege keine Luft", steigern wir unsere Angst, halten das Zwerchfell weiterhin fest – und bekommen erst recht keine Luft mehr. Das führt zu noch mehr Angst, sodass wir in einen Kreislauf von Atemverhinderung und Angststeigerung geraten.

Wenn wir Angst bekommen, machen wir also genau das Falsche: Es beschert uns Angst, keine Luft zu bekommen – und doch halten wir das Zwerchfell fest und bescheren uns Atemnot, wenn wir Angst bekommen.

Deshalb schulen wir uns für das Leben, wenn wir lernen, in dem Moment, in dem wir sozusagen luftleer sind, still, bedacht und mutig innezuhalten, ohne gleich in ungünstige Reaktionsweisen zu verfallen. Wird diese Schulung tief in uns verankert, dann steht sie uns bei, wenn wir in Panik geraten.[4]

Die Wut und das Schreien

Wenn wir einen Menschen ansprechen, der im Stress ist, und dieser uns anschreit, dürfen wir ruhig zu ihm sagen: „Es ist gut, dass du schreist! Ich hab´s verstanden! Würdest du nicht schreien, bekämst du nur noch mehr Stress. Denn bliebest du stumm, würdest du die Luft festhalten. Durch das Schreien hingegen befreist du dich von der Luft, die in dir stockt. Jetzt kann frische Luft in dich hineinfließen und dich entstressen!"

Wenn Menschen schreien, entleeren sie die Lunge. Das ist ein sehr wichtiger Aspekt der Atmung. Wir schreien, seufzen, singen, reden ständig: Und vieles davon tun wir oft nur oder auch deshalb, weil wir uns instinktiv luftleer machen wollen. Wir bringen dabei alles raus, was in uns stockt, und bauen so Stress ab. Danach fühlen wir uns frei und können frische Luft empfangen.

Luft rauszulassen, bis wir „leer" sind, muss natürlich nicht durch Schreien oder tiefes Seufzen passieren. Das sind kei-

4 Yogasûtra, 1.34

ne eleganten Techniken, sondern meist unverhältnismäßige Notreaktionen. Wenn wir schreien, werden wir zwar ziemlich leer, doch irgendwann haben wir uns so wütend geschrien, dass unser Hals wehtut und sich das Zwerchfell nicht mehr entspannen kann. Nach solch einem Schreien wird sich die Luft nicht frei bewegen können. Da ist es sinnvoller mittels der Atmung gezielt zu üben, „leer“ zu werden.

Das Spüren der eigenen Mitte

Das Zwerchfell liegt in der Mitte des Rumpfes, trennt Herz von Bauch und Kopf von Darm. Es ist zwar nur ein weiterer Körperteil, aber von großer Bedeutung, wenn es um die Empfindung der Mitte und der Ausgewogenheit geht. Es entscheidet, wie sich Bauch und Herz anfühlen, wie klar der Kopf ist oder wie leicht der Bereich um den Darm. Es ist das Auslösende, das Empfindsame und das Heilende, wenn es um unser Leben und Wohlbefinden geht. Im Bereich der Gesundung von Körper und Seele führt kein Weg an ihm vorbei.

Ein Bewusstsein für das Zwerchfell zu entwickeln, ist deshalb essenziell. Besonders gut eignet sich dafür die Übung, am Ende der Ausatmung in der Atemleere zu verweilen. Denn hier spüren wir genau die Stelle, die sich in der Mitte des Zwerchfells befindet.

In der Leere die Stille finden

Die normale alltägliche Atmung bewirkt einen Luftaustausch, aber kein Leerwerden der Lunge. Auch die langsame, ruhige Ausatmung sorgt nicht für eine vollständige Entleerung, wenn wir diese nicht gezielt anstreben. Um wirklich vollständig auszuatmen und die Atemleere zu erreichen, brauchen wir eine spezielle Technik. Die Formen der Ausatmung, die wir in den beiden vorherigen Kapiteln geübt haben, bilden dafür die Grundlage.

DIE 1. PHASE DER ATEMLEERE

Wie bei jeder intensiven Ausatmung richten wir unsere Aufmerksamkeit auf den Bauchraum und kontrahieren ruhig und konstant die Muskeln der Bauchdecke, während wir die Luft langsam durch Kehle und Nase passieren lassen. Wir bemühen uns, die Luft nicht nur ruhig hinausfließen zu lassen, sondern es so langsam zu tun, dass wir mit der Intensität dieses Luftflusses bis in die Tiefe, bis zur Atemleere gelangen. Das konsequente Halten der Bauchdecke, eine standhafte Willenskraft und eine unablässige Konzentration helfen uns dabei. Die Ruhe, die Fokussierung und die Beharrlichkeit sind notwendig, um die Ausatmung zu begleiten, ohne dass sich Bauchdecke oder Kehle verspannen. Die langsame Kontraktion des Bauches wird uns allmählich zu der Empfindung der Gegend um das Zwerchfell führen. Gegen Ende der Ausatmung sollten wir behutsam die Kraft der Bauchdecke einsetzen, um die restliche Luft hinauszubefördern

Können wir nach einer solch intensiven Ausatmung für einen Moment still sein, ohne dass der Körper nach sofortiger Einatmung lechzt, ist dies ein Zeichen dafür, dass wir richtig ausgeatmet und die Atmung nicht negativ beeinflusst haben. Wenn wir gelernt haben, auf diese vernünftige, wohltuende und gesunde Art die Ausatmung zu vollenden und in die Atemleere zu finden, so sind wir in der ersten Phase der Atemleere angekommen.

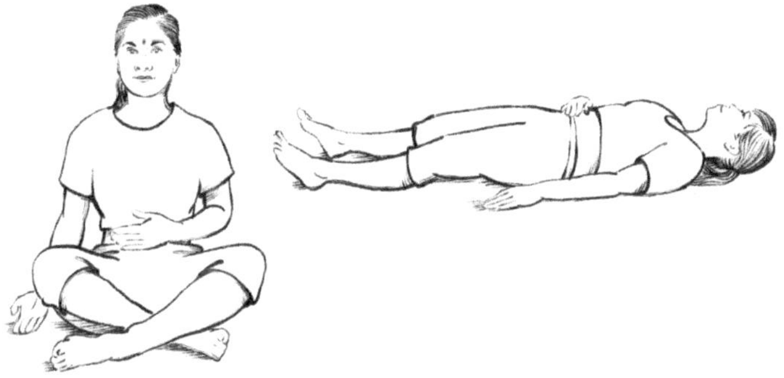

Üben Sie die 1. Phase im Sitzen oder Liegen. Die eine Hand ruht auf dem Bauch, die andere berührt den Boden.

DIE 2. PHASE DER ATEMLEERE

Gelingt es uns, die Luft in der beschriebenen Weise langsam, zielsicher und vollständig hinauszubringen und richtig leer zu werden, so können wir beginnen, den Moment der Leere als einen eigenen Zustand zu betrachten, ihn zu erleben und wertzuschätzen. Die Leere ist dann nicht mehr ein beängstigendes Mangelgefühl, sondern ein Ort, an dem wir uns verankern können. Ein Ort, an dem wir die innere Stille finden und der Angst bewusst begegnen können. In dieser zweiten Phase der Atemleere lernen wir die *Stille in der Leere* als ein Gegenüber bewusst kennen. Um in dieser Phase anzukommen, bedarf es nicht nur einer korrekten Atemübung, sondern auch eines gefühlvollen Umgangs mit dem Körper und eines achtsamen Seins mit dem Geist. Folgendes hilft uns dabei: Wenn wir die Leere erreicht haben, fühlen wir das Zwerchfell, den Zaun zwischen Bauch- und Brusthöhle oder – wie man im Yoga sagt – die Übergangsstelle zwischen der Aus- und der Einatmung. Diese Gegend ruhig zu halten, ohne Nacken oder Bauch zu verkrampfen, ist diffizil. Indem wir uns aber still dem Zwerchfell zuwenden, während wir es behutsam und beharrlich halten, können wir in der Leere verweilen.

Um hier zu einer angemessenen Übung zu finden, braucht es nicht nur das Gefühl eines aktiven Haltens, sondern auch das Gefühl eines passiven Dabeiseins bei der Leere.

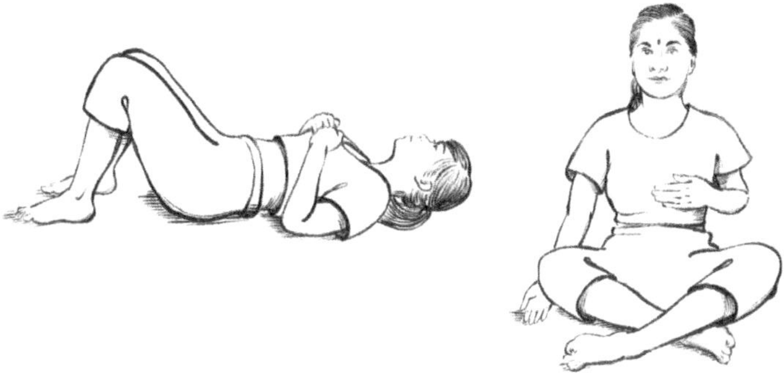

Beim Üben der 2. Phase berühren Sie mit einer Hand oder mit beiden Händen Ihre Körpermitte auf Höhe des Zwerchfells.

DIE 3. PHASE DER ATEMLEERE

Die dritte Phase ist gleichzeitig eine Übung in Mut und Zuversicht. Körperlich aufgerichtet und geistig ruhig weilen wir vorsätzlich in der Leere. Wir betrachten es nicht als Entbehrung, sondern als ein Bei-sich-Sein in der Stille. Wir üben uns darin, am Ende einer langen und langsamen Ausatmung leer und geistig wach zu bleiben und uns dabei in aller Ruhe zu sagen: „Jetzt bin ich ganz bei mir, und das Externe, die raumgebende Luft und der nährende Sauerstoff, können warten, bis ich sie wieder in mich hineinlasse!" Wir wollen nicht nur die Leere halten, sondern in diesem Halten zu Selbstbewusstsein finden.

Unabhängig vom Außen in geschlossener Ruhe bei sich zu sein und dabei mutig die Stille nach der Ausatmung zu wahren, ist ein Schritt, der unser Verhältnis zur Atmung verändert. Er gibt uns die Zuversicht, dass die Atmung unsere Komplizin ist, die uns hilft, die Grenzen der eigenen Selbständigkeit zu erfahren.

Die Leere ist unsere Beschützerin

Uns öffnet sich die weite Welt des Atems, wenn wir die eben beschriebenen Phasen der tiefen Ausatmung im Geist des Yoga üben:

1. Mit Ruhe, Konzentration und Beharrlichkeit die Ausatmung bis zu ihrem kompletten Ende begleiten und sie in die Leere führen
2. Sich mit dem Zwerchfell verbinden, um die Leere zu wahren, ohne Nacken oder Bauch zu verkrampfen
3. Bei sich sein, zuversichtlich und gelassen gegenüber der Leere, dabei körperlich aufgerichtet und ruhig bleiben

Wir haben hiermit die Luft zu einem externen Gegenüber gemacht, dem wir „das Zwerchfell bieten" können – so wie wir jemandem „die Stirn bieten". In diesem Selbstvertrauen gegenüber der Luft entwickeln wir die Kraft, von ihr nicht in einer negativen und der Natur der Atmung widersprüchlichen Weise beherrscht zu werden. Und wir üben uns dabei in der Beziehung zur Luft, bei der sie als Partnerin unsere Verortung im Raum um uns, in der Welt, stärkt.

Auch für den Erhalt der Gesundheit sind die drei Schritte enorm wichtig, denn dank ihnen sind wir der Luft gewachsen. Sobald sie uns in einer für die Atmung problematischen Weise zu beherrschen beginnt und uns dazu auffordert, mit ihr in Einklang zu treten, sind wir vorbereitet. So wird sie uns in Situationen der Atemstörung und der Panik oder bei anderen physischen oder emotionalen Reizen nicht außer Gefecht setzen können.

TEIL III

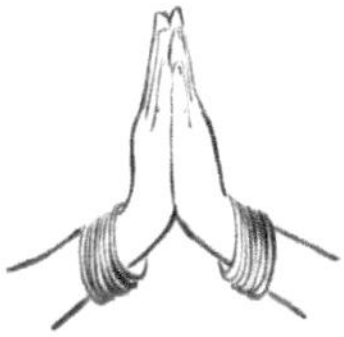

DIE WELT DER ATEMÜBUNGEN

Aus den Schriften der indischen Traditionen geht klar hervor: So, wie wir mit Körperübungen die Grenzen des Körpers durchstoßen, können wir mit Atemübungen die Möglichkeiten des Atems und den mit ihm verbundenen Energieverlauf ausdehnen. Auch bezüglich des Beschreitens des Yogaweges wurde überliefert, dass nichts wichtiger ist als Prāṇāyāma, die Atemübungen. Von ihnen handelt der dritte Teil dieses Buches.

8
Prāṇāyāma – eine Einführung

Ich bin meinem Lehrer T.K.V. Desikachar unendlich dankbar. Die Schärfe seiner Beobachtungsgabe entsprang einer großartigen Schlichtheit des Denkens. Deshalb war er auch ein meisterhafter Heiler. Er sagte immer wieder: „Eine ruhige Atmung hilft dem Geist, Abstand von Problemen zu bekommen. Nicht, um vor ihnen zu fliehen, sondern um mit einem frischen Geist zu ihnen zurückzukehren." Von unserer inneren Kraftquelle, deren Potenzial hier beschrieben wird, handelt das achte Kapitel. Zu ihr führen uns die Atemübungen, die unser Bewusstsein für die Dreiheit von Atem, Körper und Geist stärken.

Die innere Kraftquelle entdecken

Das intensive Üben mit dem Atem, genannt Prāṇāyāma, ist in allen Yogaschriften ein hervorstechendes Thema und für die eigene Praxis unabdingbar.

In der Haṭha-Yoga-Pradīpikā, einem ausführlichen Quelltext insbesondere zum Thema Prāṇa, heißt es: „Wohin immer der Atem geht, dahin geht der Geist, wo immer der Geist hingeht, der Atem folgt ihm."[5] Atem und Geist folgen einander wie Licht und Schatten, sind fast untrennbar verbunden. Wenn der Atem ruhig wird, wird der Geist ruhig, wenn der Atem unruhig wird, wird der Geist unruhig – und andersherum. Den Geist zu trainieren, zu lenken und ihn positiv zu beeinflussen, ist nur in Übereinkunft mit dem Atem möglich. Schulen wir den Atem nicht, können wir auch den Geist nicht schulen.

Im Yogasūtra von Patanjali, dem Grundlehrbuch der Yoga-Philosophie und des Yoga-Gedankens, steht, dass Prāṇāyāma eine solide Grundlage für tiefe Selbsterkenntnisse sei. Die Atemübungen würden uns helfen, in einen Zustand von Wachsamkeit und Ruhe zu kommen und uns damit zu meditativer und einbildungsfreier Reflexion zu befähigen.[6]

Wie groß der Einfluss des Geistes auf den Atem ist, machen Atemübungen deutlich. Hier verändert sich die Qualität des Atems beträchtlich, sobald der Geist bewusst eingesetzt wird. Nehmen wir zum Beispiel an, unsere verlängerte Ausatmung ist durchschnittlich zehn Sekunden lang. Dann wird es nach acht oder neun Sekunden allmählich anstrengend, den Luftfluss zu halten. Und an dem Punkt resigniert auch der Geist: „Es ist bald vorbei, bald kommt die nächste Einatmung." Der Körper beginnt aufzugeben, weil es anstren-

---

5 Haṭha-Yoga-Pradīpikā, 2.2
6 Yogasūtra, 2.51/52/53

gend ist, und der Geist, weil er sich mental auf den nächsten Schritt einstellt. Folglich dauert die Ausatmung dann auch nicht länger als zehn Sekunden. Würde der Geist jedoch auf den Atem fokussiert bleiben, ohne zu resignieren, könnte das Team *Geist und Atem* den Körper darin unterstützen, dass die Ausatmung länger dauert.

Ob das gelingt, hängt davon ab, wie geübt wir im Umgang mit dem Körper sind und wie ruhig das Zusammenspiel von Geist und Atem ist. Geht der Geist weiter, geht auch der Atem weiter. Bleibt die Konzentration bestehen, bleibt es auch die Atmung – egal, ob es sich um die Aus- oder Einatmung handelt. Je intensiver, unablässiger und beharrlicher die Konzentration ist, desto weiter wird die Aus- oder Einatmung reichen. Unsere tatsächliche Grenze, die meist vom Körperbau oder anderen körperlichen Begebenheiten abhängt, ist oft weit entfernt von unserer vermeintlichen Grenze.

Auf diese Weise können wir mit jeder Aus- und Einatmung an der Ausrichtung des Geistes arbeiten. Dabei geht es auf keinen Fall um einen Wettbewerb, sondern um die Entwicklung von Feinheit und Konzentrationsvermögen. Verkommen solche Atemübungen zu Sport, drohen sie, unsere Gesundheit aus der Bahn zu werfen.

Weshalb wollen wir dann die Aus- oder Einatmung verlängern? Körper und Geist haben ihr Gedächtnis. Sie schreiben vor, was möglich ist oder nicht, noch bevor wir am Ende einer Unternehmung angelangt sind. Die Müdigkeit des Körpers und die Schnelligkeit des Geistes oder auch die Müdigkeit des Geistes und die Schnelligkeit des Körpers stehen sich im Alltag sehr häufig gegenüber.

Der Atem ist auf eine andere Weise im Hier und Jetzt. Er kann uns vermitteln, dass und wie es weitergeht. Mit Prāṇāyāma trainieren wir diese unabhängige, selbständige Kraft, die wir Atem nennen und die sowohl den Körper als auch den Geist in die Mitte hineinführen kann. So hilft uns der Atem, unsere innere Kraftquelle zu entdecken, aus der wir Stabilität, Resilienz und Selbstvertrauen schöpfen können.

Prāṇā, unsere Lebensenergie

Das altgriechische Wort *Psyche*, das lose mit *Geist* übersetzt werden kann, und das lateinische Wort *Spiritus*, das ebenfalls so etwas wie *Geist* bedeutet, wurden beide ursprünglich in einem umfassenderen Sinn verstanden und schlossen den Atem mit ein. In den europäischen Traditionen scheint an der Verbundenheit von Geist und Atmung kein Zweifel bestanden zu haben. Wie kam es dann zu der kulturellen Relativierung der Rolle des Atems im Innenleben des Menschen? Haben Psychologie und Religion bewusst oder achtlos den Gedanken des Atems aus den Worten verbannt? Es mag ein Problem dieser Lehren sein, wie wir sie heute kennen, ein durchdachtes Urteil über das Thema Atem ist es jedoch nicht. Die Exspiration und die Inspiration sind weiterhin maßgebliche Geschehnisse des Alltags, die mehr als den Austausch von Luft bewirken.

Wenn wir in ähnlicher Weise die beiden deutschen Begriffe *Geist* und *Hauch* betrachten, dann sind wir vom Sanskritbegriff *Prāṇa* nicht weit entfernt. Prāṇa ist Leben, ist Geist, ist Atem. Das Wort bildet sich etymologisch aus den Wurzeln „pra und „ana“, wobei „pra“ *perfekt* und „ana“ *führen* bedeutet. Prāṇa ist also die Kraft, die *perfekt führt*: Sie führt den Atem von der Nasenspitze bis in die Lungenbläschen, als Bewegungsmotor das Blut vom Herzen bis zu den Fingernägeln und die Information aus den Fingerspitzen bis ins Gehirn. All diese logistischen Aufgaben werden von Prāṇa, dem essenziellen Körperwind, der führenden Kraft, vollbracht.

Der Mensch ist ein lebendiger, vibrierender Organismus, der ständig in Bewegung ist. Ob wir im Tiefschlaf sind, wo wir gar nichts machen, ob wir uns in Meditation befinden, bei der wir zumindest äußerlich nichts tun, oder ob wir extrem Sport treiben und sehr aktiv sind: Die Transformation und Weiterführung aller Energien und Informationen im Körper werden von Prāṇa gesteuert, solange wir am Leben sind. So unterschiedlich Aktivitäten wie Denken, Rennen, Atmen und Fühlen auch sind, haben sie doch alle ihren gemeinsamen Nenner im Prāṇa. Seien es grobstoffliche Bewegungen wie das Heben der Arme oder ganz feinstoffliche Bewegungen wie das zarte Empfinden von Berührungen.

Stellen wir uns die Entwicklung eines Roboters vor. Er kann seine Arme heben, er kann sich fortbewegen und Sachen tragen, er kann hören, verstehen und Antworten geben, er kann über eine Tastatur oder einen Sensor unsere Emotionen registrieren und ein dazu passendes Lied singen. Das alles ist vorstellbar. Der Roboter kann sowohl grobstoffliche Sachen machen, zum Beispiel eine Kiste anheben, als auch feinstoffliche Aufgaben erfüllen, wie das Singen eines Liedes zur Beruhigung unserer Gefühle. Seine Funktionen sind sehr unterschiedlich, was aber ist die treibende Kraft, die hinter all diesen Fertigkeiten steht? Vielleicht ist es der Strom, der aus der Steckdose kommt, oder die Batterie, die in ihm steckt. Ähnlich ist es bei uns: Obwohl der Organismus namens Mensch zu vielen verschiedenen Tätigkeiten in der Lage ist, hängen all seine Fähigkeiten von der gleichen Kraft ab, vom gleichen Antrieb. Und diesen Antrieb nennen wir Prāṇa.

Die Wichtigkeit des richtigen Umgangs mit dieser Lebensenergie hat man vor langer Zeit durch Erfahrung erkannt. Über viele Generationen und Jahrhunderte hinweg wurde Yoga geübt, es wurde experimentiert und ausprobiert. So kam man zu dem Schluss, dass Prāṇa gedehnt werden muss. Und da *dehnen* auf Sanskrit „āyāma" heißt, entstand das Wort

„Prāṇāyāma". Doch was ist damit gemeint? Es geht darum, das Prāṇa „fit" zu halten. Seine Spannung muss stimmen, wie die von Strom. Nur dann funktioniert der Antrieb. So wie wir für unser physisches Wohlbefinden den Körper in Gelenkigkeit und Kraft üben, müssen wir auch die Aus- und Einatmungen dehnen, um ihre Qualitäten zu erhalten. Dehnen wir die vier Phasen der Atmung – die Ausatmung, die Pause, die Einatmung und die Pause – nacheinander in Ruhe aus, üben wir Prāṇāyāma. Wir halten die Grundspannung des Prāṇa auf einem hohen Niveau, was uns dabei helfen kann, die Atmung, die Verdauung, die Sinnesfähigkeiten, aber auch die Denkfähigkeit und die emotionalen Fähigkeiten „fit" zu halten.

Prāṇāyāma hat also nicht nur mit der Verlängerung des Atems zu tun, sondern mit dem ganzen Menschen. Bei gesundheitlichen Problemen sollten wir uns demnach immer fragen, ob unser Prāṇa im Gleichklang ist oder ob es vielleicht korrigiert werden muss. Daran wird deutlich, warum es so wichtig ist, Prāṇāyāma zu üben – und warum wir meist von Prāṇāyāma und nicht von Atemübungen sprechen.

Es geht im Yoga nicht nur darum, dass wir uns wohlfühlen und keine Störungen haben, sondern auch darum, dass wir unser Potenzial entfalten. Wir möchten nicht nur ruhig und still werden, sodass wir gut schlafen können, wir möchten auch das machen, wozu wir fähig sind! Wir möchten nicht abheben können, um tatsächlich zu schweben, sondern um geistig zu fliegen. Wir möchten nicht in einen anderen

Menschen hineinschlüpfen können, um ihn zu besetzen und schwarze Magie zu betreiben, sondern um ihn so tief zu verstehen, als wären wir dieser Mensch. Wir möchten die Fähigkeiten des Körpers nicht mit Medikamenten und künstlichen Organen erhalten, sondern es aus eigener Kraft schaffen. Laut Yoga öffnet uns Prāṇāyāma das Bewusstsein für diese Potenziale.

Wie Prāṇāyāma-Übungen wirken

Von Strom ist bekannt, dass viel der elektrischen Energie verlorengeht, während er durch die Leitungen fließt. Man weiß, dass diese Energie um die Leitungen herumschwirrt und nicht zum eigentlichen Antrieb beiträgt. So kann ein Teil der Energie nicht genutzt werden.

Auch Prāṇa ist nicht konzentriert, sondern diffus. Im alltäglichen Leben schwirrt die zerstreute Energie oft um uns herum und geht verloren. Die erste Aufgabe von Prāṇāyāma ist demnach, diese Energie in den Körper hineinzubekommen und zu bündeln. Ist das geschafft, gilt es, das Prāṇa in der Mitte des Rumpfes zu sammeln. Lenken wir den Energiefluss so, dass er durch die Rumpfmitte fließt, stabilisiert er sich dort und wird zu einer Achse, in der unser Denken, Handeln und Tun ihre Zentrierung finden. Prāṇāyāma treibt diesen Prozess voran.

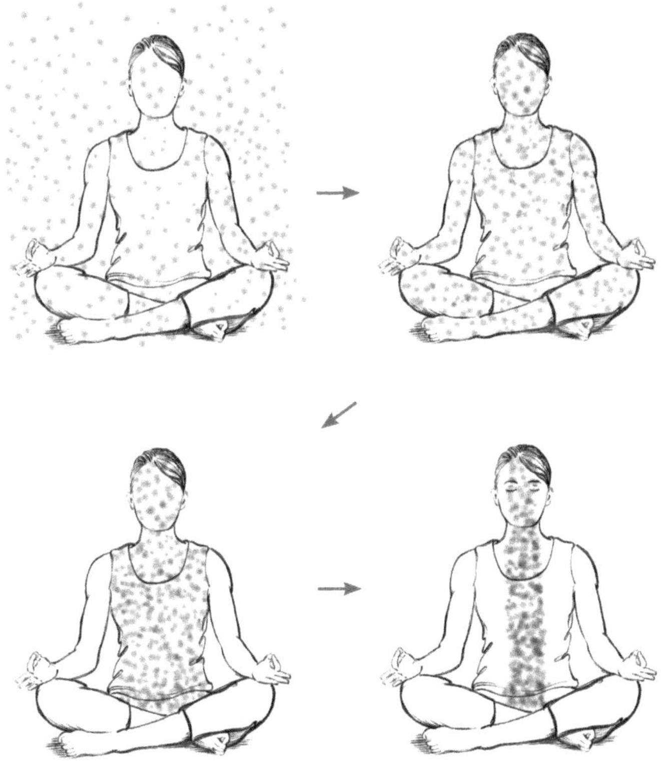

Auch die Körperübungen des Yoga, die Āsanas, haben dieses Ziel. Die Übungen sollen uns in die Mitte bringen und dazu führen, dass wir mit den Füßen fest auf der Erde stehen und die Wirbelsäule aufgerichtet halten können. Das Ergebnis einer guten Āsana-Praxis ist, dass die Energie optimal durch uns hindurchfließt und wir nicht zerstreut sind, sondern bei uns und in uns.

Drei Körperpunkte im Fokus

Schon im dritten Kapitel haben wir uns drei wichtige Gegenden des Körpers angeschaut: den Bauch, die Brust und das Zwerchfell. Bei der normalen Atmung eines gesunden Menschen im Ruhezustand senken und heben sich Brust und Bauch einheitlich mit jedem Atemzug. Wenn wir die Atmung jedoch verlangsamen möchten, müssen wir die beiden Bereiche separat betrachten und unseren Fokus bewusst lenken.

Die Fragmentierung des Rumpfes in zwei Teile ist nichts Beiläufiges, sondern etwas Bedeutendes. Die Ausatmung verlangt primär die Beschäftigung mit dem Bauch, während die Einatmung die Beschäftigung mit der Brust erfordert. DIE LANGSAME AUSATMUNG TRÄGT AKTIV ZUR ENTSCHLACKUNG BEI; WIR GEBEN NICHT NUR KOHLENDIOXID, SONDERN AUCH SCHLACKEN, STÖRUNGEN UND NERVOSITÄT AB. MIT DER LANGSAMEN EINATMUNG NEHMEN WIR IN RUHE SAUERSTOFF AUF, ABER AUCH DIE VITALITÄT DER LUFT, WOMIT WIR DIE EIGENE RESILIENZ STÄRKEN.

Mit jeder vertieften Ausatmung befreien wir uns von Schlacken und festigen den Körper, was zu Stabilität führen kann. Mit jeder vertieften Einatmung erarbeiten wir uns Gelassenheit, um in die Weite zu kommen, was zu Leichtigkeit führen kann. Für die Vitalität und die Kraft des Menschen sind Leichtigkeit und Stabilität essenzielle Qualitäten.

Der Nabel ist das Zentrum des Bauches, der Ausatmung. Bei

der langsamen Ausatmung kann der Nabel der fokussierte Körperpunkt bleiben, sowohl am Beginn als auch während der gesamten Ausatmung. Auf ihn können wir unsere Aufmerksamkeit richten. Damit unterstützen wir den physischen Prozess der Ausatemverlängerung sowie das Ziel der Schlackenentfernung.

Die Kehle ist ein wichtiger Körperpunkt des Brustraums und der Einatmung. Bei der langsamen Einatmung kann die Kehle sowohl am Beginn als auch während der gesamten Einatmung im Fokus bleiben. Damit unterstützen wir den physischen Prozess der Verlängerung des Einatmens sowie das Ziel der Weiteempfindung.

Das Zwerchfell ist ein dritter wichtiger Körperpunkt. Dorthin gelangen wir am Ende jeder langsamen Ausatmung und am Ende jeder langsamen Einatmung. Dort halten wir unseren Fokus, während wir still in der Atemleere oder Atemfülle weilen.

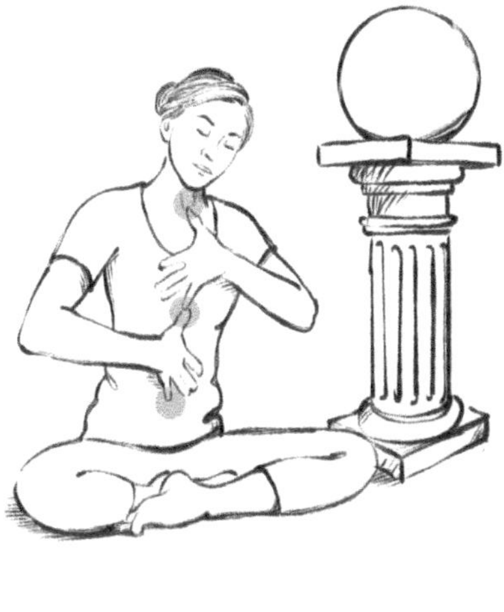

Diese drei Körperpunkte bewusst mit den drei Phasen des langsamen Atems zu verbinden, hilft uns, Prāṇāyāma auf eine intensive und wirksame Weise zu erlernen. Wenn wir nicht wissen, wie wir beim Üben auf den Körper achten sollen, dann können wir uns bei der Ausatmung, bei der Einatmung und bei der Atemstille auf diese drei Punkte konzentrieren. So haben unsere Gedanken und unsere Körperhaltung eine klare Aufgabe.

9
Die Atemtechniken des Yoga

Auf den folgenden Seiten werden alle wichtigen Arten von Prāṇāyāma vorgestellt, die in den diversen Schulen und Traditionen bekannt sind. Zu jeder dieser Variationen wird die Übungsweise beschrieben, und es werden die Körperpunkte genannt, auf die wir unsere Aufmerksamkeit richten. Auch auf den Nutzen der jeweiligen Technik wird eingegangen.

Ujjāyī Prāṇāyāma – das Schwingen in der Kehle

Ujjāyī als Atemtechnik wurde schon im dritten Kapitel ausführlich beschrieben (Seite 54 ff.). Um den Atem fein und langsam fließen zu lassen, bremsen wir den Luftstrom so in der Halsgrube, dass dabei ein stilles Rauschen entsteht.

DIE KÖRPERPUNKTE

Halten Sie während der Einatmung Ihren Fokus bei Halsgrube und oberem Brustbein. Erzeugen Sie kein Geräusch, sondern lauschen Sie dem Luftstrom in der Gegend. Bei der Ausatmung ist der Fokus ähnlich, achten Sie hier aber noch auf die zielgerichtete Bewegung der Bauchdecke, um die Luft langsam herauszubringen.

DIE WIRKUNG

Um die Brustgegend aufzurichten und dabei die Bauchdecke richtig zu halten, ist Ujjāyī ideal. Die Yogatexte sagen, dass diese Technik das Verdauungsfeuer anregt, die Wärme erhöht und den Körper darin unterstützt, Verschleimungen abzubauen. Vor allem aber ist Ujjāyī dafür bekannt, der Trägheit entgegenzuwirken. Die Technik kann allerdings austrocknend auf die Halsgegend wirken. Menschen, die einen empfindlichen Hals oder auch eine empfindliche Stimme haben, sollten Ujjāyī deshalb besonders achtsam verwenden.

Nāḍīśodhana Prāṇāyāma – die Wechselatmung

Nāḍīśodhana Prāṇāyāma als Atemtechnik wurde schon im sechsten Kapitel ausführlich beschrieben (Seite 79 f.). Sie ist auch bekannt als die *Wechselatmung*. Um den Atem auf eine bewusste und feinfühlige Weise langsam fließen zu lassen, bremsen wir den Luftstrom an der Nase – mit den Fingern schließen wir den einen Nasenflügel und verwenden den anderen wie ein Ventil.

DIE KÖRPERPUNKTE

Lenken Sie während der Einatmung Ihren Fokus zum Luftstrom im Nasenflügel, achten Sie auf die Gleichmäßigkeit der Luftbewegung. Bei der Ausatmung ist der Fokus ähnlich, achten Sie hier aber noch auf die zielgerichtete Beherrschung der Bauchdecke, um die Luft langsam herauszubringen.

DIE WIRKUNG

Um die Nāḍīs, die Bahnen unserer Lebensenergie, von Schlacken und Hindernissen zu reinigen, ist Nāḍīśodhana Prāṇāyāma ideal. Da seine Wirkung unser Prāṇa direkt betrifft, wird die Übung als das grundlegende Prāṇāyāma angesehen – sowohl für den Körper als auch für den Geist.

Sūryabhedana und Candrabhedana Prāṇāyāma – die asymmetrischen Atmungen

Diese beiden Atemtechniken ähneln Nāḍīśodhana Prāṇāyāma. Hier lenken wir jedoch die Luft auf eine besondere Art und Weise, um eine bestimmte Wirkung zu erzielen. Folgendes Verständnis bildet dafür die Grundlage: Die Nase wird im Yoga als Symbol für die Mitte des Kopfes und des Körpers angesehen. Und die zwei Nasenseiten stehen sinnbildlich für die zwei Hälften des Körpers, wobei die rechte und die linke Seite jeweils mit der Sonnen- und der Mondausstrahlung in Zusammenhang gebracht werden. (Sūrya ist die „Sonne“, Candra der „Mond“.) Einatmend nehmen wir mit der Luft die Energie auf, die der jeweiligen Seite zugeordnet ist.

DIE ÜBUNG

Bei Sūryabhedana Prāṇāyāma (*ausgesprochen in etwa so: „suhrjabehdanna“*) atmen wir durch das rechte Nasenloch ein und wechseln dann wie gewohnt die Nasenseite für die Ausatmung, atmen also durch das linke Nasenloch aus. Anschließend verschließen wir die linke Seite, atmen wieder rechts ein und links aus. Auf diese Weise fahren wir fort, ohne für die Ein- oder die Ausatmung die Seite zu ändern. Dadurch unterstützen wir die ausleitende und bereinigende Wirkung der Sonnenkraft.

Bei Candrabhedana Prāṇāyāma (*ausgesprochen in etwa so: „tschandrabehdanna“*) machen wir es genau andersherum: Wir atmen durch das linke Nasenloch ein und wechseln dann wie gewohnt die Nasenseite für die Ausatmung, atmen also durch das rechte Nasenloch aus. Anschließend verschließen wir die rechte Seite, atmen wieder links ein und rechts aus. Auf diese Weise fahren wir fort, ohne für die Ein- oder die Ausatmung die Seite zu ändern. Dadurch unterstützen wir die beruhigende und vitalisierende Wirkung der Mondkraft.

Manchmal sind wir gezwungen, die eine oder die andere Variante zu wählen, etwa wenn eine Nasenseite verstopft ist und die Einatmung deshalb erschwert wird.

DIE KÖRPERPUNKTE

Bei den beiden Varianten ist die Aufmerksamkeit jeweils bei der Nasenseite, durch die eingeatmet wird: Bei Sūryabhedana Prāṇāyāma ist es die rechte Seite, bei Candrabhedana Prāṇāyāma die linke. Lenken Sie während der Einatmung den Fokus auf den Atemstrom im Nasenloch und von da aus Richtung Kehle und Brust. Während der Ausatmung achten Sie darauf, dass Sie einen sich möglichst nicht verändernden und dadurch still anfühlenden Luftstrom am jeweiligen Nasenloch erzeugen.

DIE WIRKUNG

Im Allgemeinen heißt es, dass Sūryabhedana Prāṇāyāma, bei dem der Wind durch die Sonnenhälfte eingeatmet wird, den *Wind* im Körper besänftigt und ihn gleichzeitig erwärmt, was zur Lösung von *Windproblemen* führen wird. Hingegen soll Candrabhedana Prāṇāyāma, bei dem der Wind durch die Mondhälfte eingeatmet wird, den *Wind* im Körper besänftigen und kräftigen, was zur Gewinnung von Stabilität führen kann. In diesem Kontext ist mit dem *Wind* der Begriff *Vāta* gemeint, das Prinzip in der indischen Medizin, das für alle Kommunikationen, Bewegungen und den Austausch innerhalb des menschlichen Körpersystems zuständig ist.

Śītalī Prāṇāyāma – die kühlende Atmung

Das Wort Śītalī (*ausgesprochen in etwa so: „schie-tallie“*) bedeutet „die Kühlende“. Die Atemtechnik wirkt kühlend auf unser Organsystem und neutralisiert dabei das Erhitzte. Sie betrifft vor allem die Einatmung und involviert den Mundraum.

DIE ÜBUNG

Nehmen Sie eine aufrechte Körperposition ein. Achten Sie darauf, dass der Nacken locker bleibt. Rollen Sie die Zunge, formen Sie diese also zu einer Art Rinne: Die Zungenmitte ist unten, die seitlichen Zungenränder zeigen nach oben. Falls es nicht klappt, strecken Sie die Zunge ein wenig aus dem Mund heraus, und heben Sie lediglich die Spitze leicht an. Geben Sie acht, dass die Wangen entspannt bleiben.

Beim Einatmen heben Sie nun langsam und im Einklang mit dem Luftstrom den Kopf, um den Atem gemächlich über die Zunge nach innen fließen zu lassen. Spannungen im Nacken beeinträchtigen die Qualität der Einatmung, passen Sie deshalb auf, dass das Heben des Kopfes angenehm bleibt und Sie die Bewegung rechtzeitig begrenzen. Am Ende der Einatmung, wenn Ihr Kopf angehoben ist, falten Sie die Zunge zurück, sodass die Zungenspitze hinten am Gaumen liegt, und schließen den Mund. Beim Senken des Kopfes – oder auch im Anschluss – atmen Sie langsam durch einen Nasenflügel aus. Der andere Nasenflügel wird wie bei Nāḍīśodhana Prāṇāyāma entweder mit dem Daumen oder mit Ringfinger und kleinem Finger verschlossen. Bei der Wiederholung wird für die Ausatmung die Nasenseite gewechselt.

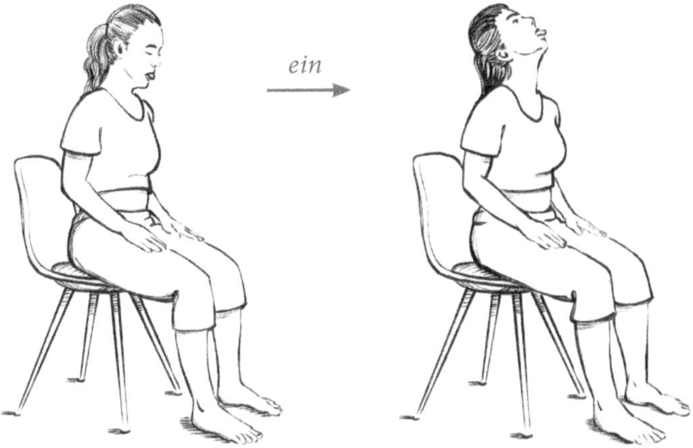

Es macht einen großen Unterschied, ob wir beim Trinken durch einen Strohhalm ein Getränk genussvoll und langsam in uns aufnehmen oder ob wir es gierig und schnell einsaugen. Schon das Geräusch, das dabei entsteht, verrät es. Die Flüssigkeit zügig einzusaugen, ist bei einem Strohhalm nicht ratsam, denn die Luft, die mit hineinschnellt, wird den Bauch unmerklich aufblähen und damit belasten. Das kann zu dem bekannten und nicht wohligen Gefühl von *Ich habe Wind im Bauch* führen. Ähnlich ist es bei Śītalī – hier ziehen wir die Luft erst recht nicht schnell ein. Wir lassen sie stattdessen langsam über die Zunge in die Kehle hineinfließen. Gefühlt verwenden wir die Zunge und ihre Muskeln, um die Luft in uns hineinzulocken. Üben wir es richtig, ist es so, als würden wir etwas langsam auf der Zunge zergehen lassen.

Auch hier gilt es, die Luft nicht als einen Widersacher zu sehen, den wir beherrschen müssen, sondern sie als etwas Kostbares zu empfinden, das wir genussvoll und glücklich über die Zunge in uns aufnehmen. Wir sollten die Zunge wie ein Geschmacksorgan verwenden, während wir die Luft einatmen. Die Idee, dass die Luft Nahrung ist, etwas, was uns speist und beglückt, wird uns bei dieser Art der Einatmung gewahr. Somit ist diese Atemtechnik auch eine Schulung für den Umgang mit den Sinnen. Sie lehrt uns, dass die Atmung eine sinnliche Begebenheit sein kann.

DIE KÖRPERPUNKTE

Bei der Einatmung über die gerollte Zunge ist die Kehle der Körperpunkt, den Sie fokussieren. Achten Sie dabei darauf, dass der Luftstrom sie gleichmäßig und ruhig passiert. Ausatmend richten Sie Ihre Aufmerksamkeit wie bei Nāḍīśodhana Prāṇāyāma auf den gleichmäßigen Luftstrom im Nasenflügel. Auch ist hier die gleiche Achtsamkeit geboten.

DIE WIRKUNG

Die durch den Speichel befeuchtete Luft schützt die Kehle und die Atemwege vor der Trockenheit, die kalten Schleim in der Brust verursacht. Da eine solche Austrocknung der Atemwege oft das freie Atmen stört, ist Śītalī hier sehr hilfreich.

Auch fördert Śītalī die Abkühlung. Im Yoga wird die Erhitzung als eine Reaktion gesehen, die zeigt, dass der Körper um seine Balance bemüht ist. Hier kann die Übung in Verbindung mit einer langsamen Ausatmung helfen, das Gleichgewicht wiederherzustellen.

Die durch Śītalī ermöglichte lange und langsame Einatmung kann zur Folge haben, dass die Ausatmung kurz wird. Deshalb sollten Sie stets darum bemüht bleiben, die Ausatmung mindestens so langsam zu gestalten wie die Einatmung.

Sītkārī Prāṇāyāma – das erfrischende Zischen

Sītkārī ist eine Wortformulierung (*ausgesprochen in etwa so: „ziet-kah-rie“*), die „die Zischende“ bedeutet. Die Bezeichnung bezieht sich auf das Geräusch, das während der Einatmung entsteht.

DIE ÜBUNG

Nehmen Sie eine aufrechte Körperposition ein. Achten Sie darauf, dass der Nacken locker ist. Bringen Sie Ihre Zunge in Position: Sie wird hinter den Zähnen gelassen, sodass sie sanft den oberen Gaumen unmittelbar über der Zahnreihe berührt. Das ist in etwa die Position wie beim Aussprechen des Buchstaben „S“. Die Lippen sind ganz leicht geöffnet, das Kiefergelenk ist locker und die Wangen sind entspannt. Beim Einatmen heben Sie nun langsam und im Einklang mit dem Luftstrom den Kopf, um den Atem gemächlich über die Zungenseiten nach innen fließen zu lassen. Die Bewegung des Kopfes sollte für den Nacken angenehm sein. Am Ende der Einatmung, wenn Ihr Kopf angehoben ist, falten Sie die Zunge zurück, sodass die Zungenspitze hinten am Gaumen liegt, und schließen den Mund. Beim Senken des Kopfes – oder auch im Anschluss – atmen Sie langsam durch einen Nasenflügel aus. Der andere Nasenflügel wird wie bei Nāḍīśodhana Prāṇāyāma entweder mit dem Daumen oder mit Ringfinger und kleinem Finger verschlossen. Bei der Wiederholung wird für die Ausatmung die Nasenseite gewechselt.

DIE KÖRPERPUNKTE

Während der Einatmung richten Sie Ihre Aufmerksamkeit auf das Zischen, das entsteht, wenn der Luftstrom entlang der Zungenseiten fließt. Das Geräusch sollte nicht künstlich hervorgerufen werden, lauschen Sie einfach nur dem von der Luftbewegung erzeugten Ton. Die Einatmung bleibt stets eine reaktive Atemfunktion, sie sollte nicht zu sehr von Ihnen „gemacht" werden. Die Zunge wird sanft und leicht gehalten. Das ist besonders bei Sītkārī wichtig, da hier die Lippen und die Kiefergelenke, zwei Stellen, die für alle feinmotorischen Bewegungen des Körpers wichtig sind, gelassen und frei von Anspannung gehalten werden sollen.

DIE WIRKUNG

Sītkārī fordert uns auf, alle Muskeln des Gesichts locker zu lassen. Die Nasenflügel, die Kiefergelenke und die Ohren, die Augen und die Stirn – unterlassen Sie alles, was einem Zusammenziehen von Muskeln gleichkommt. Dadurch wirkt Sītkārī erfrischend und kann innere Verkrampfungen lösen. Und ebenso wie Śītalī fördert Sītkārī die Verlangsamung der Einatmung, was uns Vitalität schenkt.

Bhrāmarī Prāṇāyāma – das Bienensummen

Bhrāmarī (*ausgesprochen in etwa so: „bhrah-marie"*) bedeutet „die Bienenartige". Ein Summton, wie ihn die Bienen erzeugen, entsteht, wenn wir die Brustgegend zum Vibrieren bringen. Es ist mehr und anders als das gewöhnliche Summen. Das Ziel ist hier, den gesamten Mundraum und vor allem die Gegend zwischen Hals und Brust zum Vibrieren zu bringen, sodass eine hörbare Resonanz entsteht. Natürlich sollte der Klang kontinuierlich und gleichmäßig bleiben.

DIE ÜBUNG

Kommen Sie in eine aufrechte Körperposition. Nehmen Sie sich einen Moment Zeit, nachdem Sie eingeatmet haben. Achten Sie auf die Streckung der Bauchdecke und die Aufrichtung der Brust. Mit Fokus auf den unteren Bereich der Halsgrube beginnen Sie nun, mit einem tiefen Summton auszuatmen. Vergewissern Sie sich im Verlauf der Ausatmung, dass der gesamte Mundraum geweitet und die Vibration sowohl hier als auch im oberen Brustraum spürbar ist. Mund- und Halsgegend werden frei und locker gehalten. Zum Ende der Ausatmung hin lassen Sie vom Summen ab, die übrige Luft fließt entspannt hinaus.

Einatmend zu einem Summton zu finden, ist anspruchsvoll und kann zu Verspannungen von Nacken oder Zwerchfell führen. Es sollte dabei keinesfalls ein keuchendes

Geräusch entstehen. Die Übung erfordert, dass sich Nacken und Halsgegend in der richtigen Position befinden und dass Sie Kontrolle über das Zwerchfell und die Brustmuskulatur haben. Achten Sie auf die Verlängerung des Nackens, das Kinn nähert sich dem Hals. Mit der Konzentration tief in der Kehle bewegen Sie das Zwerchfell gleichmäßig und kontrolliert nach unten, während Sie Zwerchfell und Brust in Vibration versetzen und dabei die Luft hineinlocken. Es kann helfen, eine passende Körperstellung einzunehmen, in der die Aufgabe besser verstanden wird. Hier ein Beispiel:

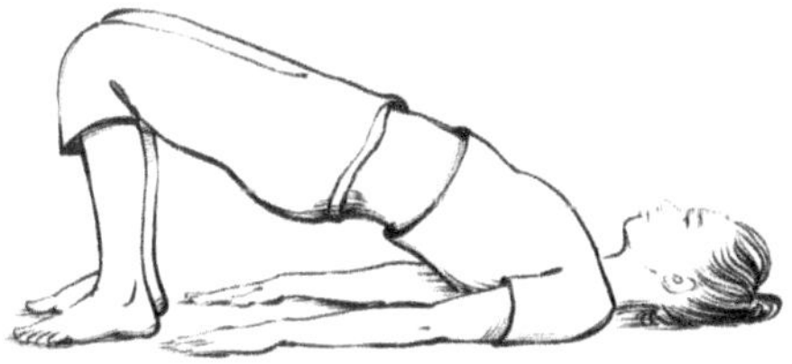

DIE KÖRPERPUNKTE

Fokussieren Sie sich während der Ausatmung vor allem auf die Lippen, den Mundraum, den Hals und die oberen Rippen. Achten Sie aber auch auf den gleichmäßigen Summton mit einem großen, tiefklingenden Vibrato.

Während der Einatmung sollte der Nacken lang gestreckt und das Kinn Richtung Halsgrube gerückt sein. Das hilft Ihnen, Ihre Konzentration tief im Hals zu sammeln. Parallel nehmen Sie die gleichmäßige Senkung des Zwerchfells wahr sowie die Vibration in der Brust, die einen Vibrato erzeugt, der einige Noten tiefer ist als der Ton der Ausatmung.

DIE WIRKUNG

Der Klang und die Vibration, die mit Bhrāmarī Prāṇāyāma einhergehen, werden zu einem klaren Fokus und bändigen die Zerstreutheit. Die Übung richtet die Brustgegend auf und wirkt sowohl physisch als auch geistig vitalisierend. Sich im Klangfeld der Luftvibration einzuschliessen, kann nicht zuletzt eine beglückende Stille hervorrufen.

10
Im Rhythmus der Atemphasen

Gut geübte Prāṇāyāma erfüllen vier Bedingungen:

- Der Fluss des Atems ist lang und fein.
- Der Geist ist zu jedem Zeitpunkt auf ein Thema fokussiert.
- Mehrere Atemzüge werden hintereinander verlängert, der Atem wird dabei nicht strapaziert.
- Die Längen der einzelnen Atemphasen fallen nicht beliebig aus, sondern bilden einen Rhythmus in einem gleichbleibenden Takt.

So wird die Übung im Quelltext Yogasūtra von Patañjali beschrieben.[7] Auf die ersten beiden Bedingungen ist in den vorherigen Kapiteln vertieft eingegangen worden. Jetzt geht es um den Atemtakt und das Verhältnis zwischen den einzelnen Atemphasen. Damit können wir alle vier Bedingungen einer guten Atemübung erfüllen.

7 Yogasūtra 2.50

Den Takt finden

Die vier Phasen eines verlangsamten Atems sind die Einatmung, die Atempause, die Ausatmung und die Atempause. Bei diesen vier Phasen können wir uns im Allgemeinen nacheinander auf die Brust, das Zwerchfell, den Bauch und wieder auf das Zwerchfell fokussieren. Wir bestimmen, wie lange wir einatmen, ausatmen oder die Atemstille wahren. Wir legen die Dauer dieser vier Phasen fest und geben den Atemzügen ein Muster. Beispielsweise können wir uns entscheiden, 4 Sekunden lang einzuatmen, 4 Sekunden lang die Atempause zu halten und auch wieder 4 Sekunden lang auszuatmen und eine 4-sekündige Atempause anzuschließen. Dann sind wir bei dem Atemtakt 1:1:1:1. Wir können diesen Atemtakt beibehalten, die Länge der Phasen jedoch variieren, sie zum Beispiel allesamt 3 oder 5 Sekunden lang gestalten – je nachdem was zu unseren Fähigkeiten passt. Um die Verlängerung der verschiedenen Atemphasen zu üben, können wir die Techniken aus den vorigen Kapiteln verwenden.

Doch wie bestimmen wir das Verhältnis der Ausatmung zur Einatmung oder zu den Atempausen? Da gibt es rein rechnerisch unendlich viele Möglichkeiten. Wir dürfen uns jedoch nur für das entscheiden, was für die Atmung zulässig ist und dem Grundmuster der gesunden Atmung nicht widerspricht: Die Länge der Einatmung sollte die der Ausatmung nie übersteigen. Es bricht kein Damm, wenn wir einmal 7 Sekunden einatmen, nachdem wir nur 6 Sekunden ausgeatmet haben. Wenn wir dies aber über mehrere Atemzüge bewusst wiederholen, kreieren wir eine verkünstelte Atemweise, die nicht der natürlichen Atmung entspricht. Denn bei einem natürlichen und gesunden Atemzug ist die Ausatmung in der Regel ein klein wenig länger als die Einatmung.

Es ist selbstverständlich keine Pflicht, bei jedem Prāṇāyāma alle vier Phasen des Atems zu üben. Wir können auch nur die Dauer einer der vier Phasen festlegen und uns auf diese Phase besonders konzentrieren.

Wir sehen im Folgenden ein paar wenige Beispiele aus den Übungstraditionen.

Atemtakt 1 – 0 – 2 – 0

Zuerst wird das Verhältnis von Ein- und Ausatmung geübt, das ungefähr einem normalen, gesunden Atemzug entspricht. Wir atmen ein, geben Zeit für den Wechsel, atmen doppelt so lang aus und geben wieder Zeit für den Wechsel. Dies ist dem menschlichen Atem am ähnlichsten. Je nach unseren Möglichkeiten können wir beispielsweise 4 Sekunden lang ein- und 8 Sekunden lang ausatmen. Um dieses Atemverhältnis zu üben, eignen sich alle Arten von Atemtechniken, die wir im vorigen Kapitel besprochen haben. Hier sind drei Übungsbeispiele:

ÜBUNG

Fokussieren Sie sich während der Ausatmung auf die Nabelgegend. Atmen Sie entspannt ein, halten Sie kurz inne, und atmen Sie 6 Sekunden lang aus. Wiederholen Sie das 4 Mal. Steigern Sie dann die Länge der Ausatmung:

frei einatmen	ausatmen	wiederholen
…	6 Sek.	4 Mal
…	8 Sek.	4 Mal
…	10 Sek.	4 Mal
…	12 Sek.	4 Mal
…	14 Sek.	4 Mal
…	16 Sek.	4 Mal

Bleiben Sie für drei Minuten entspannt, lassen Sie die Atmung geschehen.

ÜBUNG

Fokussieren Sie sich während der Einatmung auf die Brustgegend.

Atmen Sie langsam und entspannt aus, halten Sie kurz inne, und atmen Sie 4 Sekunden lang ein. Wiederholen Sie das 4 Mal. Steigern Sie dann die Länge der Einatmung.

frei lang ausatmen	einatmen	wiederholen
…	4 Sek.	4 Mal
…	5 Sek.	4 Mal
…	6 Sek.	4 Mal
…	7 Sek.	4 Mal
…	8 Sek.	4 Mal

Bleiben Sie für drei Minuten entspannt, lassen Sie die Atmung geschehen.

ÜBUNG

Fokussieren Sie sich während der Ausatmung auf die Nabelgegend und während der Einatmung auf die Brustgegend.

einatmen	ausatmen	wiederholen
3 Sek.	6 Sek.	6 Mal
4 Sek.	8 Sek.	6 Mal
5 Sek.	10 Sek.	6 Mal
6 Sek.	12 Sek.	6 Mal

Bleiben Sie für drei Minuten entspannt, lassen Sie die Atmung geschehen.

Atemtakt 1 – ½ – 2 – ½

Wir kommen zu einem Atemverhältnis, das alle vier Phasen der Atmung involviert, aber nicht zu anspruchsvoll ist: Wir atmen doppelt so lange aus, wie wir eingeatmet haben, und halten den Atem nach jeder Aus- und Einatmung halb so lange wie die Einatmung an. Mit der Übung können wir getaktet atmen und in alle Atemräume, die die vier Phasen ansprechen, hineinfühlen. Auch um diesen Atemtakt zu üben, eignen sich alle Arten von Prāṇāyāma.

ÜBUNG

Fokussieren Sie sich während der Ausatmung auf die Nabelgegend, während der Einatmung auf das obere Brustbein und beim Stillhalten nach der Aus- und der Einatmung auf die Übergangsstelle zwischen Bauch und Brust.

einatmen	Atempause	ausatmen	Atempause	wdh.
4 Sek.	2 Sek.	8 Sek.	2 Sek.	4 Mal
6 Sek.	3 Sek.	12 Sek.	3 Sek.	4 Mal
8 Sek.	4 Sek.	16 Sek.	4 Sek.	4 Mal
6 Sek.	3 Sek.	12 Sek.	3 Sek.	4 Mal
4 Sek.	2 Sek.	8 Sek.	2 Sek.	4 Mal

Bleiben Sie für drei Minuten entspannt, lassen Sie die Atmung geschehen.

Atemtakt 1 – 1 – 1 – 1

Bei dem folgenden Atemverhältnis werden alle vier Phasen gleich lang gestaltet. Da wir hier so lange einatmen, wie wir auch ausatmen, betonen wir die Brustgegend. Der Atemtakt ist anspruchsvoll und erfordert, dass wir den Atem und die Atemräume gut zu lenken verstehen. Auch sollten wir frei von noch so kleinen Atemstörungen sein. Diese Form wird uns (laut der Yogatradition des T. Krishnamacharya und T. K. V. Desikachar) helfen, an die Quelle der Atemkraft zu kommen. Um diesen Takt zu üben, eignen sich besonders Nāḍīśodhana und Ujjāyī Prāṇāyāma.

ÜBUNG

Fokussieren Sie sich während der Ausatmung auf den Nabel, während der Einatmung auf die Halsgrube und während der Atempausen nach der Aus- und der Einatmung auf das untere Ende vom Brustbein.

einatmen	Atempause	ausatmen	Atempause	wdh.
3 Sek.	3 Sek.	3 Sek.	3 Sek.	6 Mal
4 Sek.	4 Sek.	4 Sek.	4 Sek.	6 Mal
5 Sek.	5 Sek.	5 Sek.	5 Sek.	6 Mal
6 Sek.	6 Sek.	6 Sek.	6 Sek.	6 Mal

Bleiben Sie für drei Minuten still sitzen und lassen Sie die Atmung geschehen. Ein forciertes Anhalten des Atems durch den festgelegten Takt kann die Nackengegend verspannt haben. Machen Sie deshalb ein paar einfache Armbewegungen, um den Nackenmuskeln einen Ausgleich zu geben.

Atemtakt 1 – 4 – 2 – 0

Die große Leichtigkeit, mit der wir etwas sehr Anspruchsvolles fast ohne aktive Erregung verrichten, ist ein wichtiges Ziel im Yoga. Das gilt für die Meditation, wo ablenkende Gedanken nicht aktiv unterdrückt, sondern passiv abgeschüttelt werden. Und das gilt auch für die Āsanas, bei denen es um das Leichtwerden des Körpers in den Drehungen und Biegungen geht. Bei den Atemübungen wird die Empfindung von Leichtigkeit geweckt, indem wir auf richtige Weise bis zur Fülle einatmen: Wenn wir hier – anders als bei einem Ballon – verwurzelt in der Körperhaltung weilen, können wir unserem Geist helfen, eine entsprechende Leichtigkeit zu entfalten. Deshalb spielt das Atemverhältnis mit einer langen Pause nach der Einatmung eine wichtige Rolle in den Yogatraditionen. Für den oben genannten Takt eignen sich besonders Śītalī, Sītkārī, Nāḍīśodhana und Ujjāyī Prāṇāyāma.

ÜBUNG

Fokussieren Sie sich während der Ausatmung auf den Bauch, während der Einatmung auf die Halsgrube und während der Atempause nach der Einatmung auf die Weite in Mundraum, Hals und Brust.

einatmen	Atempause	ausatmen	Atempause	wdh.
2 Sek.	8 Sek.	4 Sek.	…	6 Mal
3 Sek.	12 Sek.	6 Sek.	…	6 Mal
4 Sek.	16 Sek.	8 Sek.	…	6 Mal
5 Sek.	20 Sek.	10 Sek.	…	6 Mal
5 Sek.	…	10 Sek.	…	6 Mal

Bleiben Sie für drei Minuten still sitzen, und lassen Sie die Atmung geschehen. Ein forciertes Anhalten des Atems durch den festgelegten Takt kann die Nackengegend verspannt haben. Machen Sie deshalb ein paar einfache Armbewegungen, um den Nackenmuskeln einen Ausgleich zu geben.

Atemtakt 1 – 0 – 3 – 0

Das Gefühl für den eigenen Atemrhythmus verloren zu haben, betrifft heutzutage viele der von Hektik und Stress geplagten Menschen. Hier kann eine lang ausgedehnte Ausatmung helfen: Wir atmen ein, lassen der Atmung Zeit für den Wechsel, atmen dreimal so lange aus und lassen erneut den Wechsel geschehen. Dieses erholsame Atemverhältnis unterstützt uns darin, ruhig zu werden und das Zwerchfell zu entspannen. Besonders gut lässt es sich in der Rückenlage üben.

ÜBUNG

Liegen Sie in einer entspannten Position auf dem Rücken, Ihre Hände ruhen auf dem Bauch. Konzentrieren Sie sich während der Aus- und Einatmung auf die Bewegung der Nabelgegend. Steigern Sie nun die Länge Ihres Atems in dem beschriebenen Verhältnis, soweit es Ihnen möglich ist. Sie sollten sich nicht verspannen müssen, um den Atem zu verlangsamen.

frei einatmen	ausatmen	wiederholen
2 Sek.	6 Sek.	4 Mal
3 Sek.	9 Sek.	4 Mal
4 Sek.	12 Sek.	4 Mal
5 Sek.	15 Sek.	4 Mal

Spüren Sie der Übung anschließend für drei Minuten nach, lassen Sie dabei die natürliche Atmung einfach geschehen.

11
Bandha, ein Höhepunkt

Schon im achten Kapitel *Wie Prāṇāyāma-Übungen wirken* (vgl. Seite 112 ff.) wurde gezeigt, dass wir mit Prāṇāyāma unser Prāṇa im Rumpf zentrieren möchten, damit diese Mitte eine Achse für all unsere Aktivitäten wird. Vollkommen wird der Prozess durch die Übung von Bandha, was sich mit „Verschluss" übersetzen lässt. Dabei wird versucht, durch das Zusammenziehen bestimmter Muskeln das Prāṇa im Körper fest verankert zu halten, sodass seine Kraft das gesamte System durchgängig und ganzheitlich tränkt. Dieses höchste Stadium des Prāṇāyāma können wir uns wie ein Entpuppen nach dem Verpuppen vorstellen: Es ist die Vollendung der Metamorphose, die mit der Idee des Prāṇa angestrebt wird.

Das Konzept

Das Prāṇa soll nicht nur in unserer Mitte gesammelt werden, sondern hier auch standhaft und reglos bleiben, um seine Wirkung zu entfalten. Die Yogalehren sagen, dass wir es dafür in den zentralen Nāḍīs, den Bahnen des Körperwindes, halten müssen. Nur so kann sowohl dem Körper als auch dem Geist die Erfahrung einer zeitlosen Stille zuteilwerden. Zwei dieser zentralen Bahnen verlaufen vom Beckenboden aus durch die Körpermitte bis hin zu den zwei Nasenflügeln, während die dritte in deren Mitte liegt und im Bereich des Kopfes endet. Wenn wir nun ausatmen, fließt der Atem durch die zwei Nasenflügel hinaus und erzeugt eine Luftleere im Körper. Damit einhergehend wird der körperliche Innenraum physisch zusammengezogen. Das Ergebnis ist ein Stillstand, der ermöglicht, dass die Energie in die mittlere Bahn gelangt. Dieser Prozess verlangt physische Resilienz, Atemkontrolle und geistige Konzentrationsfähigkeit. Die speziellen Techniken des Prāṇāyāma, die hierfür konzipiert wurden, werden als Bandhas bezeichnet. Sie entstanden vor Jahrhunderten durch Experimente mit dem Atem, die auf dem Konzept der Nāḍīs basierten.

Die Vorbereitung

Um uns gut auf die Bandhas vorzubereiten, ist es notwendig, sich den Begriff der *Kraft* vor Augen zu führen. Denn dieses Wort wird im Kontext der Bemühungen eines Menschen oft falsch verwendet oder verstanden. Kraft wird häufig nur daran gemessen, wie viele Pferde es braucht, um etwas in Bewegung zu setzen, oder welche aufwühlenden Worte und Bilder notwendig sind, um jemanden wirksam zu beeinflussen. Als ginge es um eine eingeübte oder erworbene Fähigkeit, die vor allem mit Muskeln und Schläue zu tun hat. Für die subtilen Übungen des Yoga, und besonders für die Bandhas, bedarf es einer anderen Einstellung. Es geht hier nicht um die Kraft, mit der wir einen Stein anheben, sondern um die Qualität, mit der wir ein Gegenüber furchtlos, zielgenau, intelligent und unbeeindruckt von seiner Wichtigkeit betrachten, um angemessen mit ihm umzugehen.

Bei den Atemübungen ist die Luft unser Gegenüber. Ohne Hast und Angst, dafür mit Zutrauen und Verständnis schätzen wir sie ein und werden zu einer Art Atemflüsterer. Nur aus der Ruhe einer solchen Einstellung heraus lassen sich Bandhas üben, ohne dass wir uns dabei verletzen. Weitere Voraussetzungen für die diffizile Praxis sind:

- eine stabile Körperhaltung,
- ein relativ leerer Magen,
- ein ruhiges Gemüt,
- eine langsam fließende, geübte Atmung.

Bandhas lassen sich auch nicht üben, wenn wir körperliche Schmerzen haben, verspannt oder müde sind. Wenn der Atem stockt oder schnell ist, wir emotional nicht stabil oder überlastet sind, ist es ebenfalls nicht ratsam, sie intensiv zu praktizieren.

Drei Bandhas

Wir unterscheiden drei Bandhas, drei Verschlüsse, die wir beim Üben an verschiedenen Stellen des Körpers aktivieren können – mithilfe des Afters, des Zwerchfells und der Halsgrube. Gemeinsam decken sie den gesamten Rumpf ab. Einmal geht es um das Gefühl der Leichtigkeit in Becken- und Darmbereich, dann um das Stillhalten der Oberbauch- und Zwerchfellgegend und dann um das Verschließen der Halsgegend.

EIN ÜBERBLICK

Bei *Mūla-Bandha* (*ausgesprochen in etwa so: „muhla-bandha*“) richten wir unsere Aufmerksamkeit auf den Unterbauch. Mit dem Einsatz einer tiefen und restlos zu Ende geführten Ausatmung bewirken wir, dass dieser Bereich bis zum Beckenboden eingezogen wird. Um Mūla-Bandha zu setzen, ziehen wir nun die Aftergegend und den Beckenboden nach oben. Das erfordert Kraft, ist aber möglich, wenn wir langsam und vollständig ausgeatmet haben. Mit der Unterstützung der Gesäßmuskeln werden hier die Beckenbodenmuskeln kontrahiert. Wir wissen, dass wir es richtig gemacht haben, wenn wir durch die Leichtigkeit ein Gefühl der Leere empfinden und sich unsere Muskulatur im Unterbauch und Beckenbodenbereich nicht verkrampft.

Bei *Uḍḍīyāna-Bandha (ausgesprochen in etwa so: „uddiejahna-bandha“)* konzentrieren wir uns auf den mittleren Rumpf und die Brust. Nach einer guten Einatmung atmen wir tief und restlos aus und ziehen anschließend den unteren Bauch bis zum Magen und Zwerchfell langsam, stetig und mit Feingefühl ein, ohne dabei Druck im Schulter-, Hals- oder Nackenbereich zu erzeugen. Dabei achten wir darauf, dass die Lunge leer bleibt und sich keine Luft in sie hineinschleicht.

Bei *Jālaṃdhara-Bandha (ausgesprochen in etwa so: „dschahlandhara-bandha“)* ist der Halsbereich in unserem Fokus. Am Ende einer bis zur Fülle gehenden Einatmung wird der Nacken gedehnt und das Kinn Richtung Brustbein gesenkt. Uḍḍīyāna-Bandha, in dem die darauffolgende Ausatmung mündet, wird den Oberbauch, das Zwerchfell und damit auch den Brustkorb heben. So wird die Vollendung des Jālaṃdhara-Bandha möglich, denn jetzt reicht das Brustbein näher zum Kinn und der Verschluss in der Kehle wird komplett.

EINSATZ DER BANDHAS

Mūla-Bandha lässt sich alleine für sich üben, kann jedoch auch bei vielen Āsanas eingesetzt werden – im Stehen, Sitzen und Liegen oder in Umkehrhaltungen. Und wir können diesen Verschluss auch wahren, während wir einatmen. Allerdings werden wir dann etwas von seiner Intensität verlieren, weil die Einatmung eine Abwärtsbewegung des Atemraums veranlasst und damit eine Gegenbewegung zur nach oben gezogenen Beckenbodenmuskulatur darstellt. Am Ende der nächsten Ausatmung lässt sich Mūla-Bandha dann aber noch mal intensivieren.

Uḍḍīyāna-Bandha kann nur in Verbindung mit einem guten Mūla-Bandha geübt werden. Auch lässt sich der Verschluss nicht halten, während wir einatmen, weshalb er immer nur am Ende einer Ausatmung vollendet wird. Geübt werden kann er im Sitzen und Liegen sowie in Umkehrhaltungen – also dann, wenn der Rumpf sehr stabil ist.

Jālaṃdhara-Bandha lässt sich wieder alleine für sich üben, wird jedoch nur dann vollkommen, wenn wir den leeren Bauchraum am Ende der Ausatmung hochziehen. Das einfache Jālaṃdhara-Bandha lässt sich sowohl bei der Aus- als auch bei der Einatmung wahren und kann bei Übungen eingesetzt werden, deren Nackenposition das erlaubt und die keine Verspannungen in diesem Bereich erzeugen.

Es versteht sich von selbst, dass wir bei diesen Übungen weder die Grundsätze der feinen Atmung vergessen noch uns zu sehr im aktiven Tun verlieren sollten. Um sicher zu gehen, dass wir sie mit der richtigen Kraft ausführen, können wir auf unsere Gesichtsmuskeln achten: Anspannungen signalisieren, dass wir uns überfordern.

Ein Widerspruch

Wir üben Yoga, um zu Einkehr und geistiger Stille zu kommen. Die Bandhas erfordern Kraft, aber auch viel Aufmerksamkeit für die Organe und Körperteile. Sie begünstigen keinen behutsamen Umgang mit dem Atem, da sie mit einer starken Anwendung der Bauchmuskeln einhergehen. Von daher kann uns das Üben von Bandhas von den eigentlichen Vorzügen der guten Atemführung ablenken. Sie sind aber dennoch ein wichtiger Übungsbestandteil des Yoga. DENN GEMEINSAM HELFEN SIE, DIE DREI TEILE DES RUMPFES OPTIMAL AUFZURICHTEN UND UNS ZU EINEM PUNKT ZU FÜHREN, AN DEM WIR WIRKLICH GEFORDERT SIND, IN UNS DIE ERFAHRUNG VON KRAFT UND RUHE ZU VEREINEN.

Die Übung

Beim Üben der Bandhas ist es wichtig, die Augen geschlossen zu halten, sodass die Nackenmuskeln entspannen können, die Pupillen möglichst still bleiben und der Geist frei von Ablenkung ist. Die Übung erfordert Kraft, und diese sollte stets aus dem Bauch kommen. Halten Sie deshalb den Bauch im Bewusstsein und vermeiden Sie, eine dortige Schwäche mithilfe der Gesichts- oder Nackenmuskeln zu kompensieren. Auch die Kiefergelenke sollten locker sein.

Anfangs ist es am einfachsten, Mūla-Bandha im Stehen zu üben. Richten Sie Ihre Aufmerksamkeit auf den Bauchraum und kontrahieren Sie ruhig und konstant die Muskeln der Bauchdecke, während Sie die Luft ausatmend durch Kehle und Nase passieren lassen und schließlich zur Atemleere gelangen. Um die Luft restlos herauszubringen, können Sie achtsam und ohne Luft zu schlucken „Haa …“ tönen. Dabei werden viele Räume automatisch eingezogen: Unterbauch, Genitalbereich, Beckenboden, After und Gesäßmuskeln. Ziehen Sie anschließend die Aftermuskulatur noch mal kraftvoll, aber bedächtig nach innen, ohne dabei im oberen Rücken rund zu werden. Das Öffnen des Mundes und das Tönen unterstützen die vollständige Ausatmung und helfen dabei, die Übung zu erlernen. Um den Beckenboden gut zu erreichen, kann es zudem hilfreich sein, die Lippen leicht zu öffnen, die Zunge weit hinauszustrecken und die restliche Luft auszuhauchen.

Für eine elegantere Ausführung halten Sie den Mund aber geschlossen, atmen vollständig durch die Nase aus und setzen anschließend Mūla-Bandha.

Klappt die Übung im Stehen, können Sie dazu übergehen, Mūla-Bandha im aufrechten Sitz oder in der Hocke zu praktizieren. Wichtig dabei ist, die Schultern nicht hochzuziehen und den oberen Rumpf aufrecht zu halten – so können Sie die Unterbauchräume besser und intensiver leeren. In der

Leere angekommen, weilen Sie in der Wahrnehmung der Leichtigkeit.

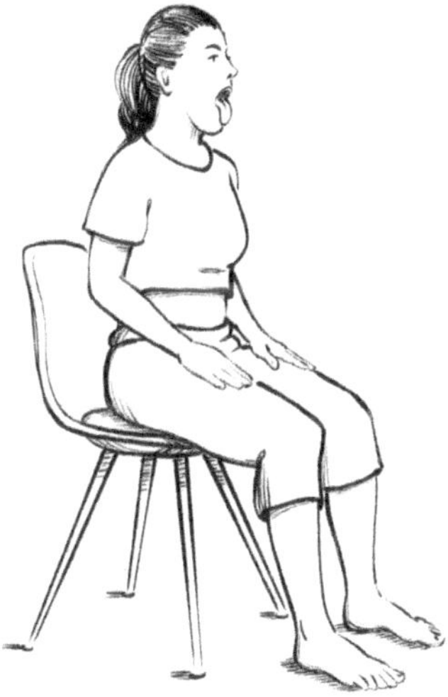

DAS ÜBEN VON JĀLAṂDHARA-BANDHA

Es ist ratsam, Jālaṃdhara-Bandha im aufrechten Sitz zu üben. Nachdem Sie vollständig ausgeatmet haben, nehmen Sie sich einen Moment Zeit und fokussieren Sie die Gegend um die Kehle. Lassen Sie die Luft nun langsam hineinfließen, richten Sie dabei die Wirbelsäule auf und heben Sie das Kinn. Haben Sie bis zur Fülle eingeatmet, halten Sie die Brustgegend aufgerichtet und den Nacken verlängert, während Sie das Kinn achtsam Richtung Brustbein senken. In dieser Position bleibend atmen Sie langsam und vollständig aus. Sobald Sie in der Leere angekommen sind, konzentrieren Sie sich auf den Kehlbereich und bemühen sich dort um ein sachtes Zusammenziehen. Achten Sie darauf, dass Sie dabei Ihr Brustbein aufgerichtet halten, den Nacken und die Gesichtsmuskeln nicht verspannen und auch im Mund- und Kehlbereich die Leere wahren. Weilen Sie in dieser Empfindung.

DAS ÜBEN VON UḌḌĪYĀNA-BANDHA

Bei Uḍḍīyāna-Bandha bietet es sich an, es zunächst im Liegen zu üben. Atmen Sie in der Rückenlage locker ein, und gehen Sie in die Atemfülle. Das Kinn ist gesenkt. Ganz sachte bringen Sie nun die Ausatmung in einen langsamen Fluss. Nehmen Sie sich Zeit, sodass die Ausatmung gemächlich fließt, bis die Leere erreicht wird und sich die Atemräume leicht anfühlen. Spüren Sie die Leere und fangen Sie behutsam an, die Bauchmuskeln nach innen zu ziehen. Beginnen Sie mit dem Unterbauch, nach und nach folgt der Oberbauch. Dann beziehen Sie auch den Schambeinbereich und den Beckenboden mit ein. Durch den Druck von unten wird sich der Brustkorb heben, achten Sie deshalb bewusst darauf, dass Sie die Schultern nicht anheben oder anspannen. Vergewissern Sie sich zudem, dass Sie in der Brust- und Kehlgegend leer bleiben. Und insbesondere am Höhepunkt des Uḍḍīyāna-Bandha sollten Ihr Gesicht und Ihre Hände still und ruhig sein. Weilen Sie körperlich und mental still in dieser inneren Aufrichtung.

Vollendet wird die Ausführung von Uḍḍīyāna-Bandha durch das Üben im aufrechten Sitz. Atmen Sie hierzu langsam und vollständig ein. Heben Sie dabei das Kinn, um die Brust und den Rumpf noch mehr aufzurichten. Lassen Sie Weite entstehen – in der Kehle, im Mund und im Brustbereich bis zu den Flanken. Setzen Sie nun das Jālaṃdhara-Bandha und atmen Sie sehr langsam bis zur Leere aus. Wieder ohne Eile oder Hektik beginnen Sie mit der Vollendung des Uḍḍīyāna-Bandha. Geben Sie auch hier acht, dass Sie weder die Aufrichtung des oberen Rumpfes verlieren noch die Schultern anheben oder anspannen, dass Sie in der Brust- und Kehlgegend leer bleiben und Ihr Gesicht sowie Ihre Hände still sind. Weilen Sie in der Stille der Leere, begeben Sie sich mental in die Reglosigkeit und spüren Sie hin.

Wird das Verlangen nach Luft deutlich, wenden Sie sich der Kehle zu. Öffnen Sie sich für die Einatmung und empfangen Sie die Weite geduldig in den Nasenflügeln, im Mund, im Kiefergelenk, im Gesicht, im Schulterbereich und in der Brust. Im Verlauf der Einatmung werden sich die Bandhas lösen. Wenn Sie die Atemfülle erreicht haben, wiederholen Sie die Übung.

Genauigkeit und Gelassenheit

Die Übungen der Bandhas bedürfen genauer Beobachtung und Korrektur. Die hier beschriebenen Anweisungen enthalten keine Korrekturen und sind folglich nicht ausreichend. Möchten Sie die vorgestellten Übungsweisen intensivieren, müssen Sie sich deshalb unbedingt im Einzelunterricht von einer Lehrperson begleiten lassen. Das ist wichtig, denn falsches Üben kann der Atmung Schaden zufügen. Auf die Korrektheit achtzugeben, ist hier unerlässlich.

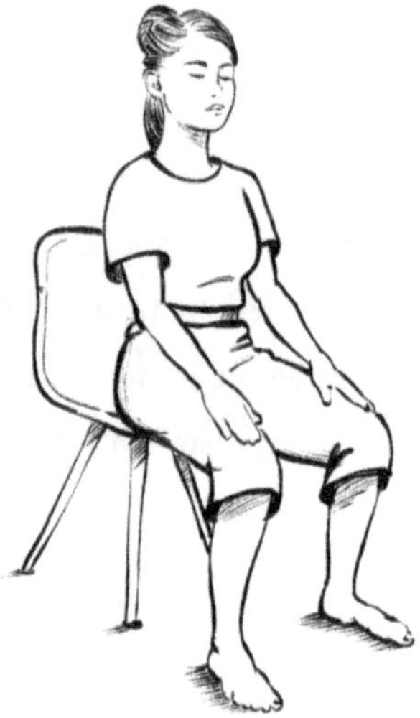

So wichtig die Begleitung durch eine Lehrperson auch ist, Sie entscheiden, was Ihnen gut bekommt. Überfordern Sie sich nicht und passen Sie die Übungen stets den eigenen Möglichkeiten an.

Auch wenn der Atem akribisch beherrscht wird, kann es am Ende eines Bandhas zu einem unbeherrschten Verlangen nach Luft kommen. Durch den Unterdruck entsteht dann womöglich ein Geräusch beim Beginn der Einatmung. Ein ruhiges Geräusch ist kein negatives Zeichen, solange die Beherrschung der Einatmung noch möglich ist. Ist das aber nicht der Fall, dann können Sie davon ausgehen, dass die

Übung zu fordernd war und sie behutsamer entwickelt werden muss.

Bandhas achtsam und intensiv zu üben ist eine Lehre darin, intensives Tun mit grosser Gelassenheit zu verbinden. Es richtet nicht nur das Prāṇa im Körper auf, sondern ist auch eine Analogie für die Schulung im Tun und Sein.

TEIL IV

DAS PHÄNOMEN ATEM

Der Mensch hat sich die Erde ziemlich erfolgreich zum Untertanen gemacht. Er ist dabei, das Wasser weltweit zur käuflichen Ware zu machen, und aus dem Erdinneren sowie aus der Atmosphäre hat er schon längst Feuer und Wärme herausgeholt. Doch wie sieht es mit dem Element Luft aus? Wird der Mensch saubere Luft auf eine verfügbare und verkaufbare Ware reduzieren und sie kontrollieren wollen? Wird er durch einen solchen Versuch sich selbst auf unwiederbringliche Weise Richtung Ausrottung lenken? Oder wird er sich, mit der „Rache der Naturgötter“ konfrontiert, auf den Platz besinnen, der ihm zusteht, und zum Frieden finden? In diesem abschließenden Teil geht es um einige philosophische Überlegungen zum Atem, dem göttlichen Wind.

12
Das Geheimnis des Atmens

Vom Anfang bis zum Ende unseres Lebens, vom ersten Schrei bis zum letzten Seufzer, dreht sich alles um die Atmung. Der Atem löst nicht nur den Beginn unseres Seins, sondern auch sein Ende aus. In Verbindung mit der Luft bestimmt er über unser Werden und Vergehen. Er kann zwar als Mephisto wirken, aber auch als Messias.

Leben, Licht und Liebe

Die vielbeachtete belgisch-französische Philosophin, Feministin und Psychoanalytikerin Luce Irigaray schreibt in ihrem wunderbaren Buch *Between East und West*: „Wir sind nicht wirklich geboren, nicht wirklich selbstständig oder lebendig, solange wir nicht bewusst und freiwillig auf unsere Atmung achten. (…) Bewusst und frei zu atmen, ist gleichbedeutend damit, dass wir unser Leben in die Hand nehmen, die Nabelschnur durchtrennen und dabei unsere Vereinzelung akzeptieren, dass wir zum eigenen Wohl und zum Wohl aller das Leben respektieren und pflegen.“[8]

---

8 *Irigaray, Luce: Between East and West, S. 74*

Tatsächlich vermag uns nichts mehr in unsere leibliche und seelische Mitte zu verhelfen als eine achtsame Atmung. So wie wir durch eine sanfte äussere Berührung den Körper spüren, können wir durch die Berührungen des Windes in unserem Körper die Seele erreichen. So wie Licht ein Objekt und dessen Schatten miteinander verbindet, so verbindet der Atem Körper und Geist miteinander – bis sie der Tod scheidet. Seine Rolle und deren Bedeutung sind so einzigartig, dass er mehr ist als nur eine Körperfunktion. Bewusstsein für den Atem ist gleichzeitig Bewusstsein für den Prozess des Geborenwerdens, Lebens und Sterbens.

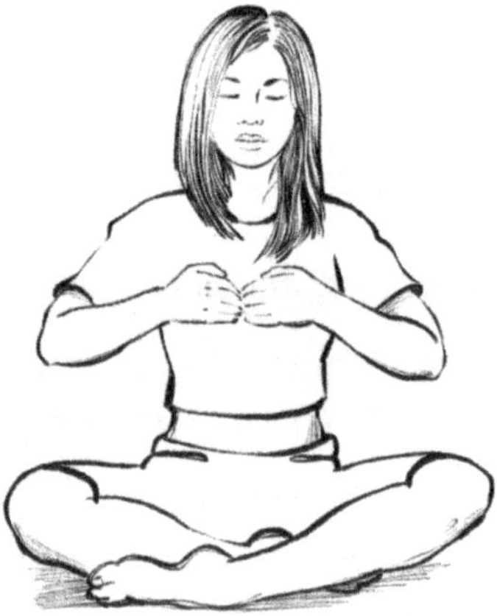

Die Zuwendung hin zu diesem Bewusstsein ist Aufgabe des Lebens. Denn als konstanter Begleiter ist der Atem uns mindestens so nah wie der eigene Körper oder Geist. Auf ihn zu zählen bedeutet, auf den entscheidenden Teil unseres Selbst zu zählen. An ihn werden wir erinnert, wenn sich das Leben von uns trennt. Er kann uns dann den Mut geben, das Leben objektiv zu betrachten und innere Gewissheit zu finden. Die Beachtung, die wir ihm schenken, wird er erwidern, indem er unsere Angst beschwichtigt. Insofern ist er ein verlässlicher Beistand in Momenten der Trennung, Einsamkeit und Verlassenheit. Er verdient redlich unsere Aufmerksamkeit und Liebe. Um es in der Sprache der Upanischaden zu äußern: Er ist der leibhafte Gott, der uns durchdringt und uns aus uns heraus beschützt. Mit der Seele zu lieben heißt immer auch mit dem Atem zu lieben.

Der Hauch und das Wort

Was den Menschen als Schöpfungswesen besonders auszeichnet, ist seine ausgefeilte und komplexe Sprachfähigkeit. Um die Sprache heilsam und wirkungsvoll zu gestalten, bedarf es jedoch des Atems. Er gibt der Stimme Kraft und dem Geist Ruhe. Sprachfähigkeit und Atemfähigkeit ähneln sich, weil sie die gleichen Bereiche beanspruchen: den Bauch, das Zwerchfell und die Kehle. Die drei Körperzentren – der Nabel, das Herz und die Kehle – sind Schlüsselstellen des menschlichen Körpers, die sowohl für die Stimme als auch für das Sprechen entscheidend sind. Hier kommt dem Nabel als Zentrum, aus dem alle Bewegungen erfolgen, eine besondere Bedeutung zu.

Das Bauchnabelgefühl ist immer auch eine Empfindung für die Körpermitte. Wie schon im Mutterleib dreht sich der Mensch von seinem Nabel ausgehend. Wenn wir gehen, laufen, springen, klettern oder tanzen, dient er als Mittelpunkt, um die Bewegung harmonisch, stabil und gut balanciert zu gestalten. Wenn wir Kraft brauchen, um zu handeln oder zu sprechen, müssen wir uns der Gegend um den Nabel zuwenden. Wer läuft, erschöpft wird und nicht mehr kann, findet im Bauch die Kraft, die ihn durchhalten lässt. Und wer völlig müde ist, aber weiterhin wach und aufmerksam bleiben, denken oder lernen möchte, muss sich mithilfe der Energie aus dem Bauch stabilisieren. Auch ein geistiges Aufraffen erfordert die Mitwirkung dieses Zentrums. Wenn der Bauch erschlafft, bleiben wir physisch und geistig kraftlos, können wir nicht mal mehr einen Ton erzeugen.

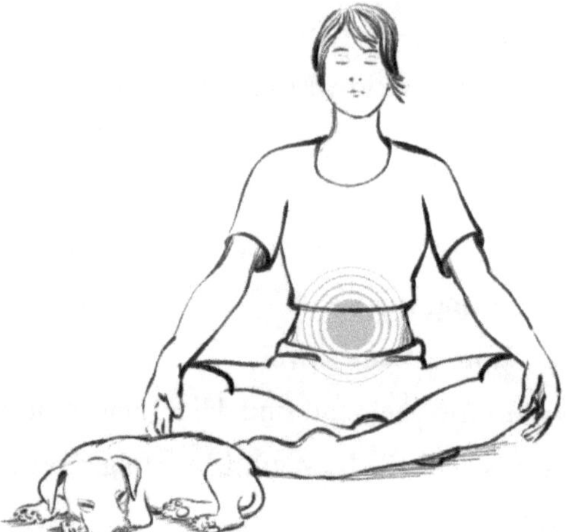

Im Yoga stellt der Nabel die Mitte einer jeden stehenden oder liegenden Haltung dar, die wir einnehmen – sei es beim alltäglichen Tun oder beim Üben von Āsanas. Auch ist der Nabel Ausgangspunkt für die Wärme im Körper und damit des Feuers, das das Sprechen und die Stimme anregt. Das Zwerchfell ermöglicht zwar die Wallungen der Luft, die den Klang erzeugen, und die Weite in der Kehle hilft, das Wort zu formen und seine Töne erklingen zu lassen. Es ist jedoch der Hauch aus dem Bauch, der wie ein Motor das bedachte Wort ins Rollen bringt. Allein das Wort, das aus der Tiefe des Bauches kommt, entfaltet seine Bedeutung. Denn es nimmt – anders als ein Wort, das einem flüchtigen Gedanken entstammt und als Floskel gesagt wird – Körper und Geist mit. So wird es zu einem authentisch klingenden Wort mit tiefer Resonanz, das im Außen seine Gestalt finden kann. So kann das Sprechen zu einem schöpferischen Akt und das Wort zur Schöpfung werden.

Innehalten in Stille

Das Zwerchfell ist wie ein Segel, das von der Luft bewegt wird. Es ist agil, aber auch ruhig. Und es reagiert empfindsam. Im Yoga wird es als Zentrum des Windes bezeichnet. Hier kommen die Wallungen des Atems zur Ruhe, um Körper und Geist Entspannung zu schenken. Ohne die Hinwendung zu diesem Zentrum ist es nicht möglich, eine tiefe Entspanntheit zu erreichen.

Auch gilt das Zwerchfell im Yoga als Herzzentrum, als Mittelpunkt des Prāṇa und auch der Seele. Es ist die Stelle, mit der sich unser *Ich* am ehesten identifiziert. In einer stabilen Sitzposition am Boden kann dieses Herzzentrum auch als kraftvoll empfunden werden, da es fast zur geometrischen Mitte der Figur wird, die wir hier mit unserem Körper bilden. Nicht zufällig ist dies eine klassische Position für die Meditation.

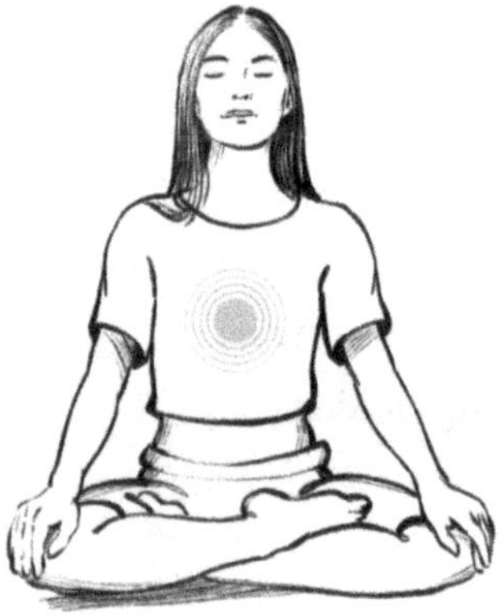

Wer still werden und in sich hineinhorchen möchte, wird innhalten müssen. Doch wie machen wir das? Wenn wir die Ohren spitzen, mit den Augen starren oder die Gedanken fixieren, wird sich keine stabile oder tiefe Wahrnehmung entfalten. Ein solches *Halten* der Sinne ist nicht der richtige Weg. Vielmehr ist die Ruhe des Atems, des Körperwindes, gefragt. Und dieser wird erst dann ruhig, wenn es um das Zwerchfell ruhig wird. So ermöglicht das Stillhalten des Herzzentrums das Stillwerden der Sinne. Deshalb lernen wir im Yoga, genau hier – am Zentrum des Windes – innezuhalten.

Das lässt sich nicht achtsam und korrekt üben, wenn der Atem unruhig oder das Zwerchfell bewegt ist, und auch nicht, wenn wir es uns angewöhnt haben, das Zwerchfell zu verkrampfen, um es stillzuhalten. INNEZUHALTEN ERFORDERT, DASS WIR DAS GESPANN ATEM-GEIST BERUHIGEN. DIE EMPFINDSAMKEIT, DIE DIE PRĀṆĀYĀMA-ÜBUNGEN ENTFALTEN, HILFT UNS, RUHIG VORZUGEHEN UND DAS ZWERCHFELL REGLOS WERDEN ZU LASSEN, OHNE DAFÜR DIE LUFT ANZUHALTEN. Auch helfen die Atemübungen, den Geist so zu *beschwichtigen*, dass er keine Panik davor hat, was sein könnte, und auch keinen Übereifer bezüglich dessen, was sein sollte. So kann wirkliches *Loslassen* geschehen, dann beginnt wahrhaftiges Innehalten, das Stille erfahrbar macht. Werden die Atemwallungen in der Herzgegend ruhiger, bekommt die tiefe, meditative Stille Raum.

Yoga bezeichnet diese Übung als *viertes Prāṇāyāma*. Damit ist gemeint, dass solch ein bewusster Umgang mit dem Atem weder mit der Beherrschung der Aus- oder Einatmung noch mit dem Stillhalten der Luftbewegung zu tun hat.

Das Zentrum des Raumes

Das „O" ist nicht nur der erste Buchstabe des im Yoga bedeutsamen Wortes „Om". Als „Oh" ist es in europäischen Sprachen auch Ausdruck des menschlichen Staunens. Die Weite in der Kehle, die diese Silbe einleitet, dehnt sich idealerweise von hier auf all unsere Sinnesorgane aus und inspiriert auch den Geist zu Offenheit. Die Weite ist Eigenschaft der Kehle. Im Yoga wird sie deshalb auch das *Zentrum des Raumes/ Ākāśa* genannt. Das Besondere an diesem Raum ist, dass er den Innen- mit dem Außenraum verbindet: Er ist wie ein Tor zwischen der Innen- und der Außenwelt.

Im Yoga stellt die Kehle buchstäblich die Grenzlinie zwischen dem Inneren und dem Äußeren dar. Hat das Essen, das wir im Mund zerkauen, oder die Suppe, die wir schlürfen, einmal die Kehle passiert, gehört es endgültig dem Inneren. Ist uns ein Gedanke als Wort durch die Kehle geschlüpft, so bleibt er geäußert für die, die genau aufgepasst haben. Sie, die Kehle, ist die Hüterin zwischen der inneren und der äusseren Welt, zwischen dem, was uns, dem Subjekt, und was der Aussenwelt, dem Objekt, gehört.

So wie die Haut den Körper schützt, ist die Kehle für den Atem und die Seele ein osmotischer Schutzwall, der den Austausch zwischen Innen und Außen lebendig hält. Ihr Grundmerkmal, die Weite, gilt es zu bewahren, um unser Verhältnis mit der Außenwelt gesund und frei zu gestalten. Die

Kehle sollte deshalb nie bewusst verengt oder verschnürt werden. Nur in äußerster Einkehr – vielleicht im Tiefschlaf oder in tiefer Versenkung – wird dieses Tor von allein wirken, als wäre es versiegelt.

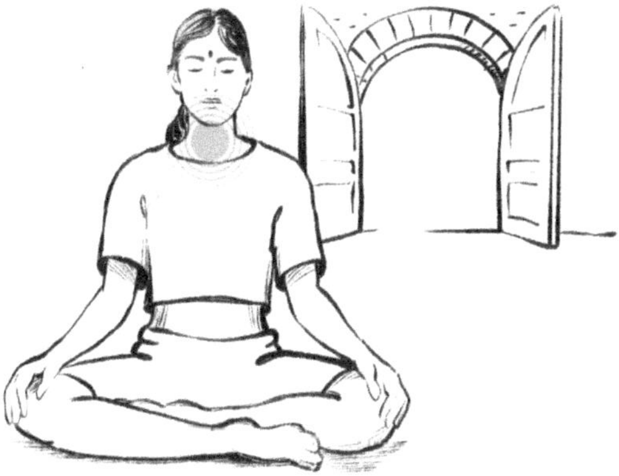

Die Kehle ist nicht nur die Stelle, die sich verengt, wenn wir Erstickungsgefühle oder Todsangst bekommen. Sie ist auch der Ort, an dem wir zu Offenheit und Offenherzigkeit finden können. Wenn Augen und Ohren, Nase und Mund beim Atmen unerschrocken bleiben, so wahren wir die Weite und überlassen den Sinnen ihr selbstverständliches Verhältnis mit dem Außen. Damit werden die Sinne darin unterstützt, das Außen, die Welt der Objekte, unverschleiert und unverzerrt aufzunehmen, um klarere Erkenntnisse zu gewinnen. Gleichzeitig zeigt uns das Bemühen um die Weite, welchen Mutes, aber auch welcher Distanz es bedarf, mit dem Außen zu harmonisieren und Freiheit von Angst anzustreben.

Das Element Luft

Wo liegt die Grenzlinie zwischen dem feinen Hauch in den Nasenflügeln und dem mächtigen Wind, der den Raum durchdringt? Ab welchem Punkt ist der Atem nicht mehr die eigene Luft? Und überhaupt – wem gehört diese Luft und in welcher Beziehung stehen wir zu ihr? Diese Fragen sind sowohl philosophisch relevant als auch für die spirituelle Entwicklung unausweichlich.

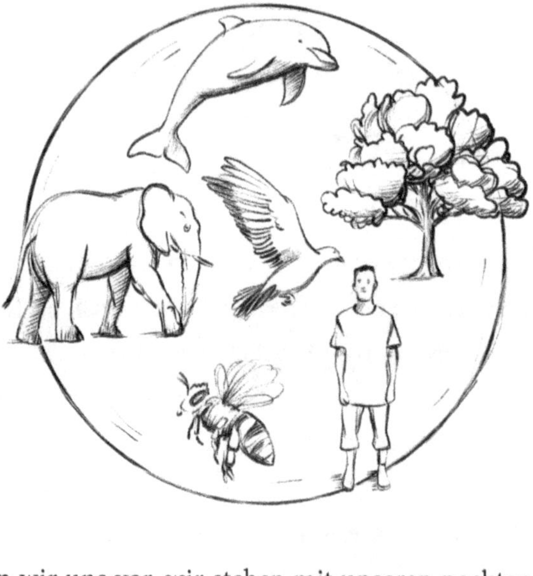

Stellen wir uns vor, wir stehen mit unseren nackten Füßen in einem Fluss. In einer tiefen Empfindung des Glücks können wir uns mit dem Wasser verbunden fühlen – nicht nur mit dem um unsere Füße, sondern mit allem Wasser bis zu seinen Quellen in hohen Gebirgen und seinen Mündungen in fernliegenden Ozeanen. Wenn wir in ähnlicher Weise den Atem in der eigenen Nase als den vom Element Luft durchtränkten Hauch empfinden, können wir uns mit dem gesamten, von Luft erfüllten Raum um uns herum verbunden fühlen. Dann befinden wir uns in einem Raum, der nicht nur uns, sondern alles Leben einschließt und beatmet oder – anders gesagt – inspiriert. Im Wind der Sphäre vereint uns der Atem: dich mit mir, mich mit dir und uns mit jedem Detail im uns umgebenden Kosmos. Das Pulsieren der Atemluft wird zum Takt unserer Koexistenz. Alles Leben, ob es ein einfacher Einzeller oder ein komplexer Delphin ist, bleibt in diesem universellen Atem vereint. Somit wird der Wind zu einem kosmischen Phänomen, das uns als mikrokosmischer Atem auf persönliche Weise liebkost und in die Erfahrung der Einheit in der Ganzheit führt.

Der Pfad der Mitte

Zur Grundsatzlehre des Yoga gehört die Idee der Zweiheit, die Idee vom Beobachter und vom Beobachteten, vom Subjekt und vom Objekt oder – in den Worten der Yogaphilosophie – von Prakṛti und Puruṣa. Das stille beobachtende Prinzip als tiefster Kern des Subjekts steht dem bewegten beobachteten Rest des Selbst gegenüber. Der leicht erkennbare aktiv agierende Teil von uns wird abgerundet durch eine passive und erkennende Stille. Weder werden wir als

Subjekt die Wahrheit als Objekt außerhalb von uns finden, noch sind wir ein Objekt, das von einem größeren Objekt außerhalb von uns beäugt und beurteilt wird. Die Zweiheit ist in uns als Einheit zu finden. Dennoch: Nur indem wir beide stehen lassen, beiden Raum gewähren und uns dieser Zweiheit bewusst bleiben, können wir zu einem Pfad der Mitte finden.

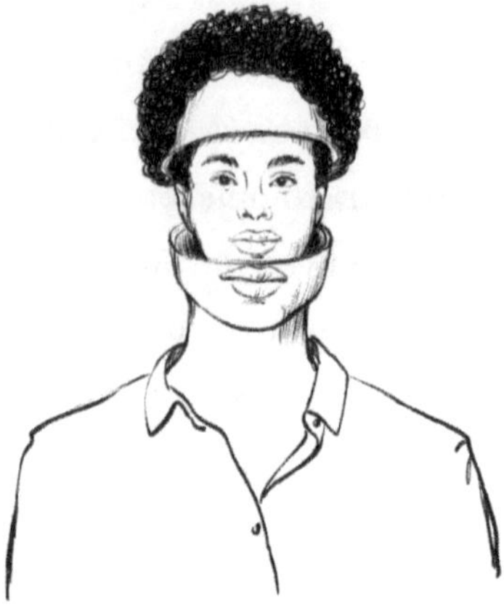

Diese Zweiheit ist im Leben auf vielfältige Weise erkennbar. Wirkliches Loslassen etwa dürfen wir nicht verwechseln mit dem Fallenlassen von allem. Es ist immer auch eine Resilienz gefragt, die mit Standhaftigkeit und Verständnis einhergeht und zumindest eine Prise aktiver Haltung bedarf. Auch beherztes Tun dürfen wir nicht mit unbelehrbarer Sturheit verwechseln. Jedes erfolgreiche oder achtsame Tun erfordert, dass wir mit einer Prise Objektivität selbstbeobachtend bleiben, um die „Kurve" richtig zu kriegen.

Das offenbart sich uns beim Atmen. LUFT ABZUGEBEN UND LUFT ZU EMPFANGEN IST WIE DAS ERGREIFEN EINER INITIATIVE UND DAS ZULASSEN EINES GESCHEHNISSES, wie eine Pendelbewegung bei einem Perpetuum mobile. Das Leben besteht aus solch einem fortwährenden Wechsel von Geben und Empfangen. Dieses Prinzip zu verinnerlichen, heißt auch, das Wesen der Liebe zu verstehen, die wir geben müssen, damit wir sie empfangen können. Es kann uns helfen zu wachsen, sodass wir äußere Erkenntnis *und* innere Stille, Mut *und* Duldsamkeit, Begeisterung für das Schöne *und* Empathie für das Leidvolle, also beide Seiten der Realität, im Bewusstsein behalten.

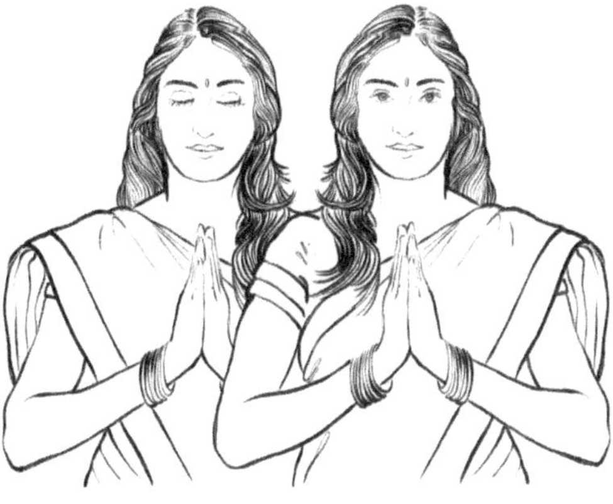

Dank

Nadja Isabel Juckel, Lektorin und Yogalehrerin in München, hat das Lektorat und die Entwicklung dieses Buches akribisch und begeistert begleitet. Sie und die Zusammenarbeit mit ihr waren für mich wichtige Ermutigungen und gaben mir viele Impulse zur Präzisierung beim Schreiben zu einem doch so subtilen Thema wie dem Atem.

Clemens Maurer, Grafikdesigner in Berlin, hat sich mit der Aufmerksamkeit eines Yogis meine Ideen für die Zeichnungen angehört und sie mit Ruhe und Leichtigkeit umgesetzt.

Catherine Müller, Yogalehrerin, Journalistin und Anwältin aus Olten (Schweiz), hat unzählige Stunden damit verbracht, aus meinen Seminareinheiten ein detailliertes Protokoll zu erstellen, das als Vorlage zu diesem Buch diente. Auch hat sie das Manuskript achtsam durchgesehen.

Jürgen Slisch, Yogalehrer in Gelnhausen, hat den Text mit seiner großen Liebe für Genauigkeit gelesen und wichtige Hinweise und Vorschläge beigesteuert.

Anjali Sriram, Tänzerin, Autorin und begeisterte Yogaübende, begleitet nicht nur meine Entwicklung auf dem Yogaweg, sondern hat auch die Entfaltung meiner Ideen in diesem Buch kritisch und ermutigend unterstützt.

Literatur

Desikachar, T.K.V.: *Religiousness in Yoga – Lectures on Theory and Practice*; University Press of America, Washington, D.C. 1980

Desikachar, T.K.V.: *Yoga – Tradition und Erfahrung*; Verlag Vianova, Petersberg 1991

Irigaray, Luce: *Between East and West – From Singularity to Community*; Columbia University Press, New York 2002

Sharma, Acharya Priyavrat: *Caraka Saṃhitā*; Chaukhambha Orientalia, Varanasi 2012

Sriram, R.: *Das Yogasutra – Von der Erkenntnis zur Befreiung*; Theseus Verlag, Bielefeld 2006

Sriram, R.: *Ashtangayoga – Die 8 Übungen aus dem Yogasutra des Patañjali*; Theseus Verlag, Bielefeld 2021

Sriram, Anjali; Sriram, R.: *Meine Momente zum Durchatmen – Luft holen für Körper und Geist*; Verlag Herder, München 2021

Svamin, Svatmarama: *Haṭha-Yoga-Pradīpikā*; Theosophical Publishing House, Madras 1993